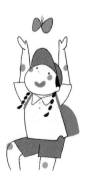

発達障害の人が見ている世界

来我的世界
转一转

漫话 ASD、ADHD

[日]岩濑利郎 / 著　陈羽心 / 译

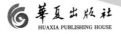

华夏出版社
HUAXIA PUBLISHING HOUSE

你周围那些多少有点儿"难以相处"的人，
或许他们眼中的世界和你的是不一样的。

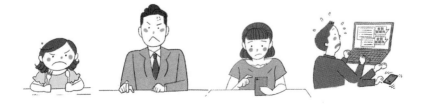

推荐序一

在这个瞬息万变的时代，大多数人都在追求高效、成功，以及与社会主流步调一致的生活方式。我们忙碌地穿梭在各种角色和责任之间，有时可能会忘记那些看似与我们不同的人——被贴上"发育障碍"标签的人群。他们的世界观和感受方式与大多数人不同，他们的存在往往在喧嚣中被忽视，他们的需求和感受未能得到充分的理解与关注。

而今，一本名为《来我的世界转一转：漫话 ASD、ADHD》的书，由日本一位资深精神科医生倾心撰写，将帮助我们更多地了解他们。在多年的临床实践中，作者接触到许多发育障碍人士，并逐渐深入了解他们的内心世界。本书详细阐述了发育障碍的概念，对孤独症谱系障碍（autism spectrum disorder, ASD）和注意缺陷多动障碍（attention deficit hyperactivity disorder, ADHD）的特征进行了详细介绍，让读者能够从根本上认识和理解由这些特征引发的常常被误解的状况。

更为难得的是，作者并不是停留在理论层面进行介绍，而是深入实际生活中与这些人的沟通和相处技巧。本书通过 32 个具体而实用的指导原则，教会我们如何打破常规的思维定式，如何用心去倾听和理解那些看似难以接近的发育障碍人士。这不仅仅是一种单向的教育，更是一次双向的交流和学习的过程。

书中运用了不少的漫画插图，以生动形象的方式展现了发育障碍人士的视角，使得通常枯燥的医学知识变得亲切有趣。这些插图不仅增加了阅读的乐趣，更重要的是帮助我们直观地感受到他们的世界，理解他们独特的感知和体验方式，从而更好地建立情感的联系。

作者以其深厚的专业知识和丰富的人生阅历，向我们展示了一个更加宽广的世界观。他告诉我们，每一个生命都是独一无二的，都值得被理解和尊重。在这本书的帮助下，我们不仅能学会如何与发育障碍人士和谐相处，更能在这个过程中提升自己的同理心和包容力。它鼓励我们拥抱差异，欣赏多样性，并且在这个过程中，发现我们自己内心的成长与变化。

我真诚地把这本书推荐给每一位读者，无论你是医疗专业人士、家长、教师，还是任何一个愿意打开心扉去了解和帮助特殊需要人群的人。让我们一起走进他们的世界，与他们一起成长，一起创造一个更加美好、更加包容的未来。

于晓辉

2024 年 5 月于大连

推荐序二

"这也同样意味着，以前有发育障碍的人在没有被诊断为发育障碍时，一直在不为人知的地方默默痛苦着。"

这是来自《来我的世界转一转：漫话ASD、ADHD》中的一句话，令我非常感动——我们的痛苦经历常常不被他人理解和承认，但是作者看到了。

几个月前，一位群管请我推荐一些教神经典型（neurotypical，NT）人士／普通人与ASD人士沟通的书籍。我记忆里只有教ASD人士应对社交障碍的书，也就是教ASD人士如何"正常"地与NT人士沟通的书。

搜索和阅读后发现，符合这个条件、内容质量良好的中文书只有两本——《连接孤独症：与自闭症谱系障碍人士的沟通及倾听策略》（*Connecting With The Autism Spectrum: How To Talk, How To Listen, And Why You Shouldn't Call It High-Functioning*）和《相处的密码：写给孤独症孩子的家长、老师和医生的社交故事》

（ *A Social Story for the Rest of Us* ）。后者篇幅很短，只能算是一个小册子；前者篇幅尚可，但是更多内容集中在对 ASD 的科普上，纳入的社交建议和例子偏少，更像一本给 NT 人士看的 ASD 说明书。

现阶段作为神经多样性（neurodiverse）人士的我们常常遇到的困扰是，热心地想要帮助我们的 NT 人士常常"不得要领"，因为 NT 人士对障碍的理解角度与我们的非常不同。还有很多人抱着一种"帮助神经多样性人士更正常"的"纠错"心态。

虽然我们作为神经多样性人士，在社交方面的确有很多需要学习的地方，但是一味地要求我们单方面改变、变得正常，甚至改掉仅仅是和大多数人不太一样但不会影响他人的行为（比如我在睡觉的时候一定要抱着我的毛毛，它是一条古董毛巾被），这些令我们感到不适。

沟通从来都不是靠一方的努力。沟通是双向的，靠的是双方共同的努力。同样，融入社会也不应该全靠神经多样性人士的努力，社会也应该接纳神经多样性人士及其不同之处。我们尝试用他人喜欢的方式沟通，他人也需要考虑我们的偏好方式。

最重要的是，有一颗友好的、没有偏见和评判的心。

孤独症研究者达米安·米尔顿（Damian Milton）在 2012 年提出了"双重共情理论"，迄今得到了很多研究佐证。双重共情理论提出 ASD 人士与非 ASD 人士间的沟通障碍是一个双向的问题，因为双方都很难理解对方。而 ASD 人士之间的沟通和非 ASD 人士之间的沟通都没有那么多的困难。ASD 人士觉得和其他 ASD 人士交流要更加快乐，也更容易理解对方。按照"心智理论"，ASD 人士存在难以理解他人想法的心智能力缺陷；而研究表明，非 ASD 人士同样存在难以理解 ASD 人士想法的心智能力困难，非 ASD 人士更难以理解 ASD 人士的面部表情。

这就像来自不同文化背景且相互不了解对方文化的两个人进行交流，会产生严重的误解，如同鸡同鸭讲。我们需要一座桥，来帮助他们理解彼此。

因此，当华夏出版社特殊教育编辑出版中心的编辑邀请我为这本教 NT 人士与 ASD 人士、ADHD 人士沟通的书写推荐序的时候，我很期待，也很激动。

当看到自己期待的书的内容非常精彩时，这种感觉更棒了。这本书充满人文关怀，文风平和、幽默，令人放松，图文结合的方式也使读者很容易阅读和理解。我觉得这本书的一大亮点是其描述视角非常适合喜欢委婉表达的东亚文化："特别是日本文化特别重视和谐，讲求不用说出口就能相互理解的美德，也就是给对方所谓的'喘息空间'。但是，对于 ASD 人士和 ADHD 人士来说，他们不擅长察言观色，有时甚至完全无法做到这些，因此在这样的社会中生活十分困难。"这种视角在西方的书籍中很少涉及，相信以这种视角阐述的内容可以帮助到我们中国的读者。

另外，这本书同样关注处于"灰色地带"（有发育障碍特征但不符合诊断标准）的人。"灰色地带"很好地"安置"了那些虽然不符合诊断标准，但是通常存在很多困扰且对自己有很多疑问的神经多样性人士。神经多样性小朋友的家长常常把视线聚焦在小朋友的"不能"上，而忽视小朋友的能力和潜力所在。书中所强调的对发育障碍优势和强项的利用是我非常希望看到的点，因为发挥人的优势会让人更自信，从而有所成就，同时也会促进其在短板方面的进步。

我和我的 ADHD 母亲恰恰和书中的例子一样，在生活、工作中发挥着我们的神经多样性优势。我从事的研究工作主要涉及大数据分析，我常常跟人讲，看着满屏的数据会令我开心地傻笑。就像我曾看到一个贴纸上面写着：数据就是我的果酱。而我的母亲称自己冲动的特性为行动力爆棚，她常常很迅速地完成任务，改造家里。

这本书也让我有所得："另外一种有效的方法是由别人督促他们做准备，以他们自己预估时间的 3 倍为基准。我把这称为'预估时间乘三定律'。"我一向有很严重的时间估计和感知能力不足的困难，决定使用书中提到的策略改善出门困难和迟到的问题。书中还提到了一位神经多样性画家：山下清。这是我第一次听说他，了解后我很喜欢他的作品。

我希望这本书能帮助 NT 人士更加了解有发育障碍的神经多样性人士，也能帮助神经多样性人士了解他人眼中的世界。

青衫

2024 年 6 月于美国加利福尼亚州

参考文献

[1] Double empathy, explained[EB/OL].（2021-07-22）[2024-06-14].https://www.thetransmitter.org/spectrum/double-empathy-explained/

[2] MILTON D E M. On the ontological status of autism: The 'double empathy problem'[J]. Disability & society, 2012, 27(6): 883-887.

[3] CROMPTON C J, HALLETT S, ROPAR D, et al. 'I never realised everybody felt as happy as I do when I am around autistic people': A thematic analysis of autistic adults' relationships with autistic and neurotypical friends and family[J]. Autism, 2020, 24(6): 1438-1448.

[4] EDEY R, COOK J, BREWER R, et al. Interaction takes two: Typical adults exhibit mind-blindness towards those with autism spectrum disorder[J]. Journal of abnormal psychology, 2016, 125(7): 879.

[5] SHEPPARD E, PILLAI D, WONG G T L, et al. How easy is it to read the minds of people with autism spectrum disorder?[J]. Journal of autism and developmental disorders, 2016, 46: 1247-1254.

前　言

没有恶意却总是对他人说出不礼貌的话，接二连三地失约和迟到，动不动就又哭又闹……

一直以来，这些有点儿"难以相处"的人因其言行举止都被认为在性格或人品上有缺陷。但是，最新的研究结果显示，他们中有很大一部分人的**大脑有着某种特性**，其中的一种特性便是**"发育障碍"**。

大家好，我是精神科医生岩濑利郎。

作为精神医学领域的专家，我已从事精神疾病的治疗30余年。包括住院患者和门诊患者在内，我接诊了超过1万名有发育障碍或其他精神疾病的患者，这些患者都因为自己的某些特性而感到困惑和苦恼。

在诊疗过程中，我对一个事实深有体会，那就是发育障碍人士在对事物的理解和感受方式上与典型发育人士存在着相当大的区别。也就是说，发育障碍人士眼中的世界是不一样的。

即使是现在，发育障碍人士也经常被简单粗暴地视作"有点奇怪""不懂察言观色""不像样子"或"能力低下"的人。的确，如果你的身边有发育障碍人士，你或许就会因为他们难以相处而感到苦恼和困惑，同时也会感受到不小的压力。通常，有发育障碍的儿童的症状比成人的要明显，他们的父母为此要付出更大的努力。

发育障碍人士本人也承受着巨大的压力。他们在年幼的时候会因为"个性有些奇怪"而遭受欺凌，长大之后也会不断经历痛苦的事情，这些都会使他们的自我肯定（self-affirmation）水平降低。

就像周围的人不能理解他们的言行举止一样，他们也不知道周围人所说的"正常"是怎样的，因此常常感到无比困惑。

他们的这些言行举止让人难以理解，并不是因为他们本人有性格问题，也不是因为他们努力得不够，而是因为他们，无论是大人还是孩子，都在拼命努力地让自己变得正常。

一言以蔽之，发育障碍是大脑的特性。

研究发现，发育障碍人士**在判断状况、推测他人心情时的大脑功能比典型发育人士的更弱**。因为这是先天性的大脑功能问题，仅凭个人的努力，他们无论如何都很难改变自己的言行。

接下来，我引用数据简单地说明这个问题。

2019 年，文部科学省①的公告《令和元年 关于通级指导②实施状况的调查结果》显示，在走读通级指导教室的儿童中，注意缺陷多动障碍（attention deficit hyperkinetic disorder, ADHD）儿童的数量在 13 年间增长了约 15 倍，孤独症谱系障碍（autism spectrum disorder, ASD）儿童的数量增长了约 6.5 倍③。同时，怀疑自己有发育障碍而向我咨询的成人数量也在增长，这说明发育障碍人士的数量的增长趋势在成人中也存在。

当然，发育障碍人士的数量并不是突然增长的。许多人是因为媒体更多地提及"发育障碍"这一概念，才开始怀疑自己或身边的人有发育障碍而寻医问诊的，从而使得发育障碍患病率呈现增长趋势。

这也同样意味着，以前有发育障碍的人在没有被诊断为发育障碍时，一直在不为人知的地方默默痛苦着。

其实，发育障碍并不罕见，许多人都有着这样的特性。

例如：

---

① 编注：文部科学省是日本中央政府的行政机构之一。
② 编注："通级指导"是一种在日本公立小学和初中普遍实施的教育措施，即通过在普通学校设立专门的特殊教育课程，对学校中的残疾儿童进行特殊教育指导。
③ 原注：调查结果显示，ADHD 学生的数量，2006 年为 1 631 人，2019 年为 24 709 人。ASD 学生的数量，2006 年为 3 912 人，2019 年为 25 635 人。

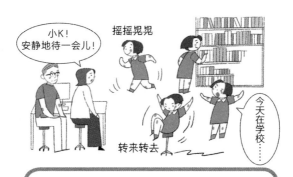

无法保持安静，总是安不下心，跑来跑去

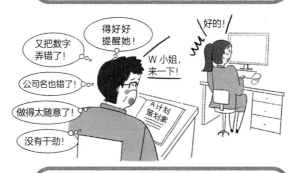

经常迟到，忘带东西，不断因粗心而犯错误

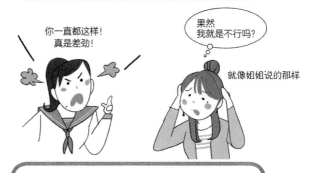

自我肯定水平低，被人说了几句就立刻泄气

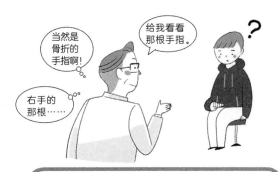

难以与他人对话，不会察言观色

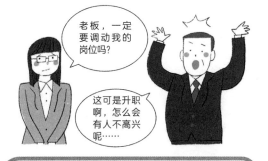

极其不擅长面对变化，一直想做相同的事情

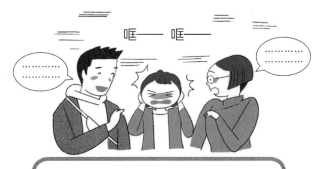

讨厌巨大的声音，无法乘坐地铁

那么，我们该如何应对呢？

首先，最重要的是，发育障碍人士本人及其周围的人都要正确理解发育障碍，制订相应策略。双方若能够提前沟通好或养成新习惯，进而改变彼此的想法，那么彼此间的隔阂感和焦虑感就都能够得到缓解。

我在这本书中，介绍了**"发育障碍人士眼中的世界"**，具体解释了发育障碍人士的言行背后的原因。同时，我也介绍了与他们相处的方法。

我希望更多的人能通过阅读这本书，加深对发育障碍的理解，与发育障碍人士更好地相处，从而使发育障碍人士能够更好地在社会上生活。

精神科医生　岩濑利郎

目录

第3章　　行动上的困难

第 4 章 ： 发育障碍人士的优势和强项

第 **1** 章

首先从基础知识开始吧！

发育障碍
究竟是什么

~社会处境艰难的ASD人士和ADHD人士~

发育障碍不是疾病，是大脑的特性

我在"前言"里写过，发育障碍是一种"大脑特性"。

发育障碍的病因虽然尚未明确，但是在发育障碍人士的大脑中，有一些脑区的功能不够均衡，这些脑区主要包括负责推测他人心情的前额皮质、决定情感表现的边缘系统、控制脑干指令的额叶（尤其额下回），以及与情绪、共情和自我意识相关的岛叶皮质。

边缘系统是负责控制喜怒哀乐等情感的脑区。发育障碍人士的特征是不会压抑自己的情绪，喜怒哀乐都表现得十分明显，**其原因可能是他们的边缘系统过于敏感，或者控制边缘系统的上位系统，即大脑新皮质的功能较弱。**

此外，人类的大脑一般是由脑干发出启动指令，又由额叶发出抑制指令。**一般认为 ADHD 人士的多动倾向是额叶发出抑制信号的功能较弱导致的。**

我们了解到的更多关于发育障碍的知识，与位于额叶和颞叶之间的外侧裂深处的岛叶皮质有关。

岛叶皮质的功能是监控人类的情绪，它可以告诉人们现在是悲伤还是喜悦。ASD 人士的这种功能较弱，因此他们很难顺利地通过表情或言语表达出自己的情绪。

发育障碍人士的这些表现是大脑先天的特性，并不是一种疾病。也就是说，只是因为他们的大脑过于有个性才被人认为有"发育障碍"而已。大脑特性与性格有着很大的区别，后者是先天加上家庭和学校等后天养育环境的产物。

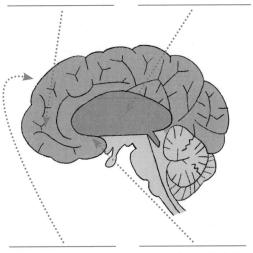

前额皮质的功能较弱，难以读取他人的心情。

边缘系统过于敏感，喜怒哀乐等情感易于极端化。

额叶（尤其额下回）的功能较弱，难以抑制脑干发出的启动指令。

岛叶皮质的功能较弱，不擅长觉察和表达自己的情绪。

> 前额皮质、额下回、岛叶皮质等部位与交流能力有很大关系，被称为"社会脑"。发育障碍的诊断在很长一段时间内都仅由行为特征确定，大脑功能受到关注还是最近的事情。今后的研究结果将会进一步解释发育障碍与大脑的关系。

注意力不集中、频繁出错的 ADHD 人士

ADHD 就像全称"注意缺陷多动障碍"所描述的那样，**以"注意力缺陷""多动 / 冲动"等特点为人所知。**

一个人不仅会因为注意力不集中而出现丢三落四、工作上犯错等问题，还会因为难以持续保持注意力而无法完成细致的工作或多项任务，也经常会听漏别人说的话。像经常迟到、不擅长整理东西、难以按部就班地完成工作等问题，多数情况下也是注意力缺陷导致的。

此外，ADHD 人士还常常会没完没了地活动身体，仿佛一刻也静不下来。

因为 ADHD 人士做的很多事情都是一时兴起，所以他们经常会不计后果地做一些危险行为，说一些语无伦次的话，这很容易让周围的人认为他们是轻率的人。同时，他们也经常会冲动购物或口出狂言。ADHD 儿童还有可能在课堂上擅自离座，等等。

无论是"注意力缺陷"还是"多动 / 冲动"，多数人的这些表现都会随着发育而逐渐消退。但是，有些人在成年之后还会保留一些特征痕迹，通过努力得到的改善也非常有限。

这两个特征是美国精神医学学会发布的《精神障碍诊断与统计手册》（*Diagnostic and Statistical Manuals of Mental Disorders, DSM*）的内容。**另外，我想补充一点，"内心容易受伤"是 ADHD 人士的又一个特征。**

　　ADHD 人士在成年之后依然会不断犯错，他们难以获得正面评价，自我肯定水平往往较低。**他们时常担心自己会失败，对于被拒绝一事过于敏感，因此近年来也被称为"敏感先生"，与所谓的高敏感人士（high sensitive person, HSP）有很多相似之处。**

┊ ADHD 人士的三大特征 ┊

多动/冲动

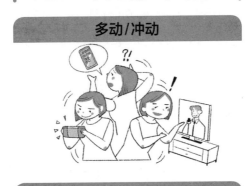

注意力缺陷

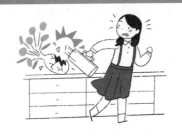

内心容易受伤

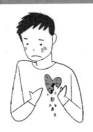

难以应对变化、不擅长沟通的 ASD 人士

ASD 的全称是"孤独症谱系障碍"。"谱系"有"渐变"的意思，像阿斯伯格综合征、高功能孤独症，虽然它们表现出的障碍程度不同，但因为各种障碍是连续的，所以用"孤独症谱系障碍"一词统一命名。

ASD 人士的主要特征有三个，分别是"沟通障碍""同一性的保持"和"感觉反应过度"。

ASD 人士察觉对方话语或表情背后真实意图的能力较弱，经常无法与人顺畅沟通。他们在幼年时常常无法融入群体，总是一个人孤零零地待着，成年之后则往往被认为是**不懂得察言观色的人**。"同一性的保持"是指难以应对变化，总是偏好相同的行为，**思维方式也很固定**。他们非常讨厌计划突然变更或环境发生变化，出现变化时也无法妥善地采取变通方式应对。他们在穿衣风格、通勤方式和工作方法等方面都坚守自己的规则，也常常对特定的事物表现出特殊的喜爱之情，在幼儿时期经常表现出对火车和汽车等的兴趣，并会连续几个小时一直玩车类玩具。

此外，**有的 ASD 人士在听觉、视觉、嗅觉、触觉、味觉等感觉上反应过度，感觉反应过度会给他们的生活带来不便**。与此相对，有的 ASD 人士则表现为感觉过于不敏感，即"感觉迟钝"。

值得一提的是，在 ASD 群体中，那些没有智力障碍、程度相对较轻的阿斯伯格综合征人士，常常是在成年进入社会之后才

得到诊断。ASD 群体中"内心容易受伤"的人也很多，这与先前所述的 ADHD 人士的特征相同。

ASD人士的三大特征

沟通障碍

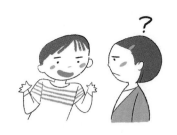

同一性的保持

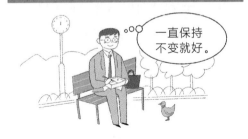

一直保持不变就好。

感觉反应过度

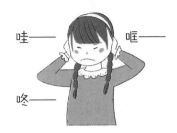

哇——　　哐——

咚——

同时有 ASD 和 ADHD，以及 处于"灰色地带"的人

ASD 或 ADHD 的特征并不总是单独出现。不少人同时有 ASD 和 ADHD，只是有的人其中一种特征的表现较强，另一种特征的表现较弱。

ASD 和 ADHD 特征的表现因人而异，例如，有些 ASD 人士善于交际，有些 ADHD 人士并不会表现出多动和冲动。**本书所介绍的只是一种倾向，因为每个人的特征表现都不尽相同，因此，本书并没有将 ASD 人士 和 ADHD 人士分在不同的章节描述，而是针对每一种表现讲述他们为什么会这样，以及我们应该如何与他们相处。**

还有一些人处于"灰色地带"，他们具有发育障碍的特征，但不符合诊断标准。发育障碍的诊断是医生根据一系列标准做出的，而处于"灰色地带"的人具有这些特征但未被诊断。

我在写这本书的时候，也希望这些处于"灰色地带"的人们能够读到它。发育障碍是近年来日益受到关注的研究领域，医学界对这一问题的看法也在不断变化。例如，不伴有智力障碍的阿斯伯格综合征在过去与孤独症是两个不同的障碍类别，但现在两者都被认为是 ASD。

此外，由于注意缺陷障碍和多动症都具有冲动这一特征而被合二为一形成更大的组别，即 ADHD。目前的主流观点认为，以前

被认为程度轻微而不足以被诊断为发育障碍的人，也应当被诊断为有发育障碍，因此现在处于"灰色地带"的人的数量有所减少。

与其关注一个人是有 ASD 或 ADHD 还是处于"灰色地带"，我更希望你能通过本书了解自己和周围人的特点，从而克服你在生活中遇到的困难。

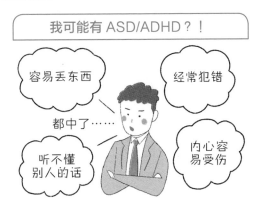

近年来，寻求发育障碍诊断的人越来越多。了解自己的特点并非坏事，这能让你向周围的人寻求帮助并采取恰当的行动。

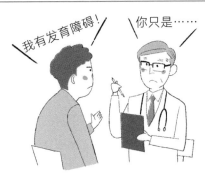

有些人过于怀疑自己有发育障碍，无论你怎么向他解释他没有发育障碍，他都不会听。过于焦虑，怀疑自己有发育障碍是没有意义的。

重要的是理解发育障碍人士眼中的世界

由于发育障碍，这样的人往往会说一些在周围人看来莫名其妙的话，做一些在周围人看来莫名其妙的事。

他们屡屡犯的错误，不可理喻的思维和行为方式，以及不合时宜的无心之言，往往会给周围的人造成压力，让人奇怪他们为什么这样。

ASD 人士不善于理解他人的感受或读懂他人的情绪，他们的家人难免会因为他们的言行而被耍得团团转，结果有些人就患上了"卡桑德拉综合征"（Cassandra syndrome），他们在精神上疲惫不堪，从而引发了各种身心问题。卡桑德拉综合征其实并不是一个正式的医学诊断，但既然有这样的名称存在，就说明与发育障碍人士相处多么困难。虽然这背后一定有他们的家人自己的原因，但他们的家人确实也是受害者。

你要与发育障碍人士共同生活，首先要了解他们是如何"看世界"的。例如，发育障碍人士难以理解社交表达和讽刺，这可能是大脑的特性导致他们只能从字面上理解他人的话。你如果知道他们出现这种情况的原因，应该会更安心一点吧。在与发育障碍人士交谈时，你应该尽量直截了当，这样更便于沟通。

同时，发育障碍人士如果能够了解周围的人是如何看待他们的言行的，就能够明确自己在日常生活中需要注意的事项。**如果发育障碍人士和周围的人都能更好地理解对方的想法，他们就都**

能生活得更舒适，压力也会更小。这样的话，发育障碍儿童在家里和学校里会更有安全感；发育障碍成人在工作中遇到的问题会更少，也更能展现自己的能力。

就算是面对相同的状况

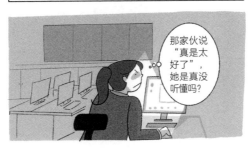

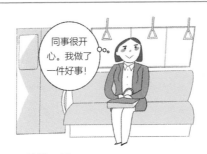

※ 见第 25 页

他们看到的世界是如此不同

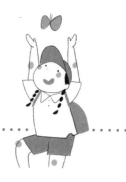

这本书是为了让读者知晓并理解
ADHD 人士和 ASD 人士眼中的世界，
从而使所有人都能够更好地相处。
那些怀疑自己有发育障碍的人，
也能够更加轻松地生活。

首先，请你尝试了解
下一页的特征测验。
一个人究竟具有哪些特征表现
就可以被认为是有发育障碍了呢？
你一旦知道了他们的倾向，
就可以找到完美的
应对方法和共处方式。

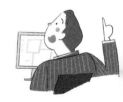

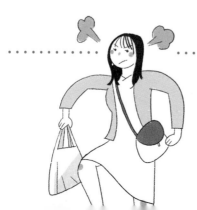

ADHD和ASD特征测验

如前所述，ADHD人士和ASD人士具有典型的特征，临床上，这些特征也是重要的诊断标准。但在这里，让我们暂时忘掉这些，以平常心来做这个测验吧。

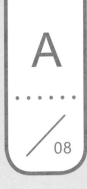

A ······ /08

1 ☐ 不擅长需要深思熟虑的工作和事务

2 ☐ 无法长时间保持不动，会烦躁不安地活动身体

3 ☐ 有时精神过于饱满，充满干劲

4 ☐ 无法忍受长时间的会议，经常离开座位

5 ☐ 只要有空闲时间就马上想干点什么

6 ☐ 经常打断对方，开始说自己的话

7 ☐ 不喜欢排队，等时间长了就会烦躁

8 ☐ 整理东西时注意力会被其他事物吸引而无法完成整理工作

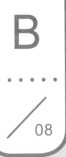

B ······ /08

1 ☐ 经常忘记事情和约定

2 ☐ 无法集中在单调的工作上，经常因粗心而犯错

3 ☐ 有时会听不进别人正在说的话

4 ☐ 经常丢东西或者忘记拿东西

5 ☐ 难以在有噪声的环境里集中精力学习和工作

6 ☐ 不擅长记住人脸、电话号码和地址

7 ☐ 注意不到正在排队结账的人，容易插队

8 ☐ 路痴，经常迷路

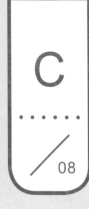

1 ☐ 被别人批评后会很难过

2 ☐ 经常担心自己不被任何人喜欢

3 ☐ 害怕失败，所以不敢挑战新事物

4 ☐ 害怕被人讨厌，所以没有能称得上好朋友或恋人的人

5 ☐ 发生一点小事就预想最糟糕的情况

6 ☐ 一直认为自己这样下去不行

7 ☐ 想让别人开心而过度殷勤

8 ☐ 经常觉得自己比别人差

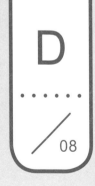

1 ☐ 比起与他人合作，更喜欢自己一个人做事情

2 ☐ 说话方式和态度很不礼貌，经常被人提醒

3 ☐ 不喜欢派对和聚餐，去的话心情会变差

4 ☐ 不擅长和别人闲聊

5 ☐ 经常不理解电视剧中人物的想法

6 ☐ 经常不明白大家都在笑的玩笑的意思

7 ☐ 就算看到对方的表情也不知道他的心情

8 ☐ 从小就喜欢一个人玩

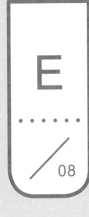

E ...... / 08

1. ☐ 完全不讨厌重复性工作，反而很享受
2. ☐ 对某些事物非常感兴趣，甚至是痴迷
3. ☐ 看到有规律的数字和几何图形就很开心
4. ☐ 不做每天的例行公事，一天都打不起精神
5. ☐ 每天都穿着一样的衣服
6. ☐ 比一般人更擅长计算和校对
7. ☐ 房间里的东西不在固定的地方就不舒服
8. ☐ 几乎没想过要结交新的朋友

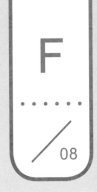

F ...... / 08

1. ☐ 经常在意细微的声音和气味
2. ☐ 讨厌被挠痒痒和轻微的肢体接触
3. ☐ 比一般人更容易感到热或冷
4. ☐ 觉得人群和闹市区的声音很吵，无法忍耐
5. ☐ 讨厌相机闪光灯那样的强光
6. ☐ 讨厌尝试新食物，想尽量一直吃同样的东西
7. ☐ 讨厌手套和围巾的触感，不愿意戴
8. ☐ 任何东西都习惯先闻一下，确认气味

以上选项为作者参考如下内容，并根据自己的经验编写而成。
① Baron–Cohen, S.: AQ (2001, Japanese translation, 2004)
② ADHD working group: ASRS, ver. 1.1 (2005)
③太田篤志ら:感覚発達リスト改訂版 (JSI-R) 標準化に関する研究.感覚統合障害研究 9, (2002), 45–56.

A 项较多

多动/冲动型

你难以一直保持不动，并且经常不经思考就做完了某件事。你不擅长收拾和整理，房间十分凌乱。

B 项较多

粗心型

你很难长时间集中注意力，因此经常丢三落四或迟到。你是不是每天都遇到或大或小的麻烦呢？

C 项较多

内心容易受伤型

你因为害怕被人拒绝或批评，一直限制自己的行动，与现在流行的高敏感人群的特征十分相似。

D 项较多

沟通障碍型

你不擅长琢磨他人的心思，觉得自己一个人待着会比较舒服。所谓不会察言观色的人，往往就是这一类人。

E 项较多

同一性保持型

你容易痴迷某样事物，并且总想做相同的事情。你是否会因为无法灵活应对变化而苦恼呢？

F 项较多

感觉反应过度型

你对声音、气味和光线都十分敏感，这个世界对你来说有些过于刺激了。你是否因为这样而行动受限呢？

结论　你的测验结果如何呢？ A 项和 B 项是 ADHD 的常见特征，C 项是同时有 ADHD 和 ASD 的常见特征，D 项到 F 项是 ASD 的常见特征。当然，这些并不是发育障碍的正式诊断标准。请将这个测验作为了解自己和周围人特征和倾向的工具，用以有效解决问题。如需诊断，一定要去正规医疗机构请医生出具。

第 2 章

与人交往中容易出现的困难

交流上的困难

~如何处理与发育障碍人士之间的沟通不畅问题~

明明没有恶意，
为什么会惹人生气？

　　ASD 人士有着强烈的自我世界观，难以想象他人的感受，倾向于从字面上理解他人的话语。ADHD 人士多动，听不进别人说的话，注意力不集中，时常爽约。发育障碍人士往往难以与他人相处，也读不懂他人的反应，经常会说一些不合时宜的话，让周围的人感到惊讶。

　　发育障碍人士做出的让周围人感到困惑的事情，经常会成为他们与他人产生冲突的导火索。对他们而言，这无疑也是十分痛苦的。特别是日本文化特别重视和谐，讲求不用说出口就能相互理解的美德，也就是给对方所谓的"喘息空间"。但是，对于ASD 人士和 ADHD 人士来说，他们不擅长察言观色，有时甚至完全无法做到这些，因此在这样的社会中生活十分困难。

　　本节中所举的例子将有助于你理解他们做出某种行为的原因。理解了他们为什么这样做，你应该就能平静地接受他们的行为了。

01

僵化的思维
导致回答令人不适

A 先生（18 岁），ASD 人士。

当 A 先生来到诊室时，我问他："你的情况怎么样？" 他回答我："**告诉医生这种事情有什么用？**" A 先生还预约了咨询师，所以对他而言，我（精神科医生）只是个"开药的人"。在他看来，跟我探讨药物以外的任何事情都没有意义。

对典型发育人士而言，即使他们认为"我和这位医生没什么可说的，只需开药就好了"，当医生询问他们的状况时，他们也会自然地回答"还不错"。

然而，ASD 人士**通常抱持非此即彼的顽固想法，他们拥有自己特殊的世界观，思维僵化。因此，他们很难改变自己的想法，也很难根据当时的情况和谈话对象做出恰当的回答。**正是因为他们的世界观与众不同，所以他们的言辞才常常让人感到困惑。

拥有自己独特的世界观，无法随机应变

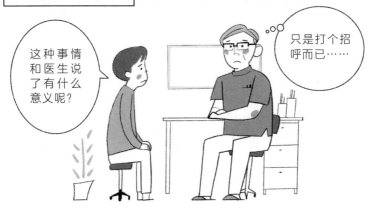

周围人的角度

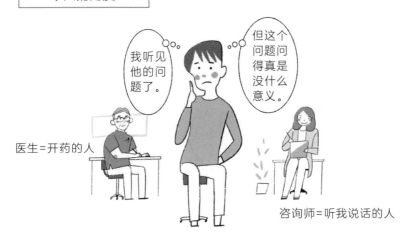

本人的角度

医生=开药的人

咨询师=听我说话的人

为什么要做这种毫无意义的事情呢？

　　向咨询师倾诉最近的状态或烦恼才是我应该做的吧？精神科医生只需要开药就可以了，为什么要问这些无关紧要的问题呢？同样的话让我说两遍只会浪费时间，我如果有什么问题，直接找咨询师就好了。

（A 先生，18 岁）

了解ASD人士拥有自己独特的世界观，
并细致、具体地教导。

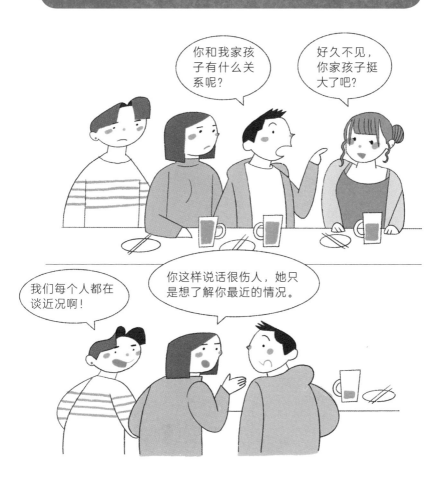

要点

・ASD 人士没有恶意，只是说话、行事比较直接。

・他们不知道对方为什么会生气。

●不要生气，试着从 ASD 人士的特征出发去理解他们，
　并寻找相应的解决方案。

ASD 人士常常根据自己独特的世界观，想到什么就直接说出来。他们的世界观非常强大，而共情力较弱，因此他们经常不明白别人为什么会生气。当别人怒斥他们"这样很失礼"时，他们可能会很沮丧，或者更强烈地坚持自己的观点，有时甚至会反驳别人。

周围的人首先要理解 ASD 人士的特征之一就是他们拥有自己独特的世界观，然后要细致、具体地告诉他们，与他们对话的人也有自己的想法，直接否定的话对方会有怎样的感受。

更有效的方法是，事隔一段时间，由第三方解释。通过这样的经验积累，ASD 人士应该能够逐渐学会不再坚持从自己的世界观出发去回答问题了。

生存小窍门

怎样判断某些话是该说还是不该说呢?

说话之前再三考虑

明明自己并没有说错什么，却引起了别人的不满，这可能是因为你的说话方式过于直接了。在说话之前，你要先思考一下："这样说了之后，别人会有什么感受？"如果你的话让别人不开心了，那么下次你最好更加委婉地表达自己的意思。仅仅拥有这种意识，你就会有很大的改变。

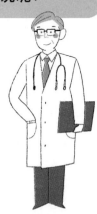

02

听不懂讽刺和恭维，总是从字面上理解他人的话

发育障碍人士往往会从字面上理解他人的话。有 ASD 的 K 小姐（26 岁）无法按时完成工作，拜托了一位同事帮忙。在工作终于完成时，这位同事说："这次我学到了很多东西，多亏了我那做事慢吞吞的同事，谢谢啦！"如果是其他人，一定会因这位同事在讽刺自己而感到沮丧，但 K 小姐却以为对方在感谢自己，于是回答说："真是太好了，我很荣幸！"这让对方很不高兴，但 K 小姐完全不知道原因。本该通过对方的表情和语调察觉到其本意，但 K 小姐却从字面上理解对方的话。**ASD 人士因为难以想象别人的心情，所以很难在对方的话语与其真实的意义发生偏差时理解对方的真实意图**。

因此，他们只会从字面上理解对方的恭维话。此外，当对方不怎么说话又看了看手表时，他们也不能理解这是结束对话时的"潜规则"。

不能理解言外之意

周围人的角度

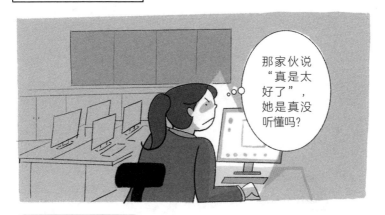

本人的角度

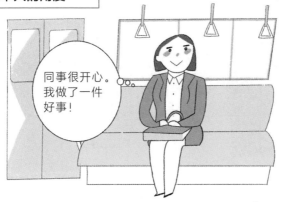

咦？生气了吗？不能理解他人的本意

同事对我说"谢谢"，还说"学到了很多东西"，她帮我也许是为了积累经验，那她以前就对我的工作感兴趣吗？不管怎么样她都很高兴吧，这次让她帮忙真是太好了……不高兴的话她明明可以说出来的。

（K小姐，26岁）

"一般都会理解的"，这对他们来说是不成立的！请直接说出你想说的话

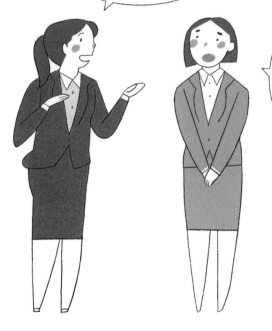

这次我的工作也被耽误了。我不可能一直帮你，请你尽可能高效地完成自己的工作。有什么问题你可以问我。

原来是这样啊！真是太谢谢了。

要点

·讽刺、挖苦和恭维对他们是没有用的。

·他们多半意识不到言外之意。

●要理解他们的感知能力和普通人的是不同的。

发育障碍人士经常意识不到他人的言外之意。就算你和他们说"一般都是这个意思吧"，通常也行不通，因为他们根本不明白所谓"一般"究竟是什么意思。因此，**对发育障碍人士直接说出自己想说的话非常重要**。

你如果因此感到很恼火，那么请理解**发育障碍人士的感知能力与普通人的是不一样的**。

比如，在日本，人们会说"不过一点粗茶淡饭，请别介意"，但在文化背景不同的外国人面前他们就会避免这种表达。**将对方当作"不同文化背景的人"，也是和发育障碍人士交流的方法之一**。

如果你认为
这就是自己

生存小窍门

为什么要违背本心说话呢？我不明白

维系人际关系的智慧是故意说反话

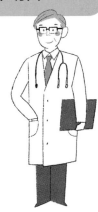

就像 K 小姐被同事讽刺了一样，人们在维系人际关系时，常常会说绕弯子的话让对方开窍，或者说一些不符合本心的恭维话。这是人们在社会上生存的智慧。如果这样做让你感觉很痛苦，那么请试着和对方说"请尽量有话直说"。如果社会环境允许，你还可以解释说"我可能有发育障碍的倾向"。

03

不能安静地听别人说话，
总是躁动不安，
还经常打断别人说话

· · · · · · · · · · · · · · · · · · · ·

ADHD 人士同时具有注意力不集中和多动两种特征，他们不能安静地坐着或者集中注意力听别人说话。在儿童中这种倾向尤为强烈。

ADHD 成人通常对自己不感兴趣的谈话内容无法集中注意力一直听下去，因此，**他们会打断对方的话并开始自说自话，或者只是在那里发呆。**

被妈妈带进诊室的 ADHD 儿童小 D（女孩，9 岁）就是这样。当我们以为她终于在椅子上坐定了时，下一秒她就开始在地板上滚来滚去了。我对她说："小 D，和我谈谈，好吗？"她只是看了我一眼，很快视线就转向一旁了。她一看到架子上的玩具，就跑过去拿在手里，用很大的声音和它说话。**这个时候，仿佛我和她妈妈都已经从她眼中消失了。**当然，她就更不可能和我们对话了。

注意力不集中和多动是ADHD人士的特征

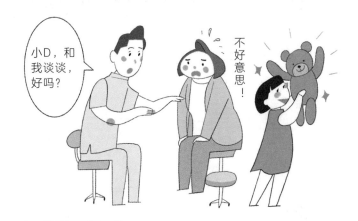

周围人的角度

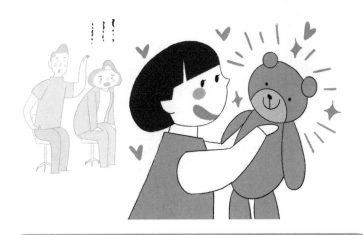

本人的角度

她太不安分了，真是让人头疼

我家孩子无论去哪里都静不下来。即使在与医生或老师面谈时，她也不听他们的话，一直自说自话，动来动去。我真的为此感到非常头疼。我担心她这样下去，成年之后根本没法好好工作啊。

（9岁女孩小D的妈妈）

视觉信息更容易被他们理解，
和他们说话时试着给他们看图画和文字吧！

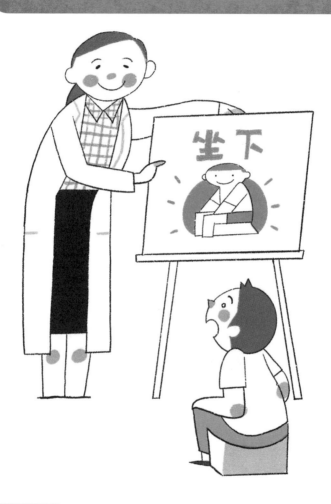

坐下

要点

· 他们难以理解听觉信息。
· 他们对不感兴趣的话题难以集中注意力。
● 有必要替换为视觉信息。

发育障碍人士**不擅长处理听觉信息，却往往在处理视觉信息方面占有优势**。因为他们难以理解听到的信息，所以**当你想让他们集中注意力的时候，请将文字和图片呈现出来，一边给他们看文字和图片，一边跟他们说话**。比如，你可以事先准备一张画有一个坐着的孩子并注明"坐下"字样的图片，当你想让孩子们坐下的时候就给他们看这张图片。一边向他们展示图片，一边和他们说话，应该能让他们的注意力更加集中。

发育障碍成人也是一样，视觉信息更容易让他们接收。因此，我们在向他们解释问题时，不仅要口头说明，**还要灵活运用电脑和手机的检索页面、资料页面，或者用笔和白板写写画画，这样效果会比较好**。

如果你认为
这就是自己

生存小窍门

我的孩子一直静不下来，我不禁烦躁起来

因生气而训斥他们，只会产生反效果

无法集中注意力的孩子是不会凭借自己的一点努力就能改变状况的。你因为生气而责骂或者训斥他们，只会产生反效果，有时会让他们更加坐立不安。请冷静沉稳地和他们说吧。另外，如果房间里到处都是玩具，他们感兴趣的事物太多，那么他们就更加无法集中注意力，因此，把房间布置得干净、清爽也十分重要。

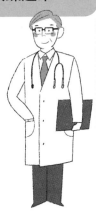

04

明明提前约好了······
如此重要的约定
都失约的理由

· · · · · · · · · · · · · · · · · · ·

在发育障碍人士中，**不管是成人还是儿童都经常有"不守约"的特征**。他们经常在有重要约定时失约。虽然还不太清楚原因，但这应该和**他们不擅长判断事物的优先级**这一特征有关。如果是典型发育人士，他们就会理所当然地判断**"这件事是最优先的，做完这件事再做另一件事"**，但这对发育障碍人士来说却很困难。发育障碍人士往往从简单的事情着手，在不知不觉中错过了重要的事情。

有 ADHD 的公司职员 T 女士（30 岁），经常忘记起草重要资料、拜访客户、开会等事宜，最终被上司训斥了。

另外，在发育障碍人士中**也有明明记得约定却故意不遵守的人，他们比起约定，更在乎自己的心情**。他们不了解约定的重要性，所以"不想去""不想干"的想法逐渐胜过了"必须遵守约定"的想法。

无法判断优先级，遵守不了约定

周围人的角度

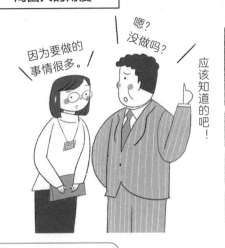

| 任务A
· **今天提交**
· **重要客户**
· **最优先！** |
| 任务B
· 下周提交 |
| 任务C
· 能做的时候做 |
| 任务D
· 不做也行 |

本人的角度

要做的事情太多了，
先从简单的事情开始吧！

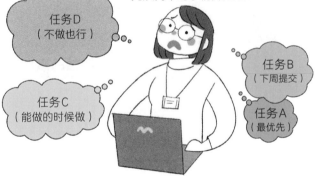

任务D
（不做也行）

任务C
（能做的时候做）

任务B
（下周提交）

任务A
（最优先）

明明写在本子上了，应该完成的……

　　到了该提交文件的日子，我却还没有做完。上司训斥了我："你在做什么啊？"我虽然把这件事写在了本子上，但觉得它并不是那么重要的事情。因为这件事做起来十分麻烦，所以被推后了，我想之后再做……

（T女士，30岁）

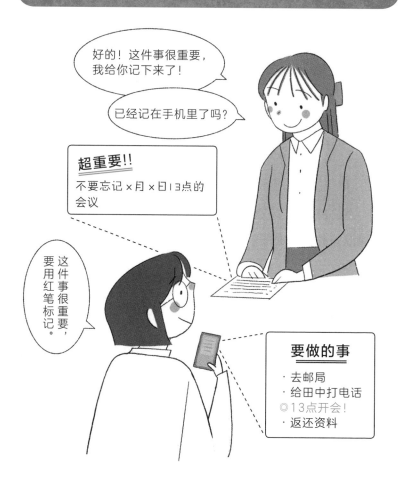

　　把不能失约的重要约定和计划都记到手机备忘录里吧。很多发育障碍人士都通过手机的备忘功能成功避免了失约的麻烦。比如，将重要事项标红，在前一天设置提醒，等等。

　　对于特别重要的约定，周围的人除了可以提醒发育障碍人士将这件事记录到手机备忘录里，还可以写便笺向他们传达"这是很重要的约定"。这种方法有助于让发育障碍人士意识到他们可能不会自觉遵守的那些约定的重要性。

　　此外，发育障碍人士可以和周围的人共享信息，让周围的人在截止日期临近的时候提醒自己，这样做应该会让自己更安心一些。

　　你如果面对的是发育障碍儿童，则可以用手机或手表的闹钟功能提醒他们。

如果你认为
这就是自己
生存小窍门

意识到了重要性就能够遵守约定了吗？

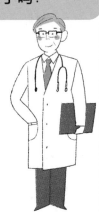

除了有自主意识，还要利用高科技的"利器"

　　明明是重要的约定，却在做其他事情的时候不知不觉忘记了，典型发育人士也会遇到类似情况。但是，如果这是一种"特征"，人们就很难通过"意识到"改善了。发育障碍人士不需要强行"全部记住，全部遵守"这些约定，通过手机备忘录提醒自己吧！备忘录有云功能的话，还可以通过其他相关设备提醒自己。

05

就算是事实也不能说出来啊！为什么学不会察言观色呢？！

　　T 先生（28 岁）前不久参加了公司部门内部组织的聚会。第二天早晨，他突然在大家面前对部长这么说："昨天的聚会上，部长您吹了很久的牛啊！大家都很不高兴呢。"虽然 T 先生似乎完全没有恶意，但是部门内的氛围一下子紧张起来。之后同事对他说："对方是领导，你要多察言观色啊！"T 先生感到十分困惑不解。

　　不顾及周围人的目光，一直都把事实直接说出口的 T 先生是一位 ASD 人士。**ASD 人士在说话时，更在乎"自己眼中的事实"，对人际关系漠不关心。他们很不擅长读取对话人和周围人的表情、语调和动作等信息。**他们不会因为上下级关系而改变自己的发言，也不会做出谄媚的表情或者说一些客套话，因此，**他们常被认为是"不懂察言观色"的人。**例如，会议结束大家都在安静地收拾东西的时候，ASD 人士会一个人继续说话，因此，更容易被认为是"不懂察言观色"的人。

不理解自己与对方的关系，不理解对方的反应

周围人的角度

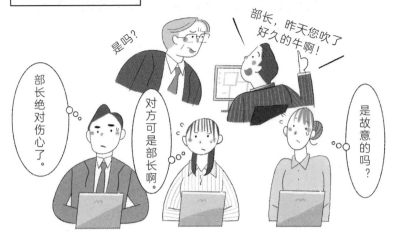

本人的角度

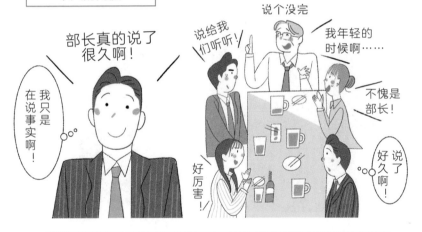

说事实为什么不行呢？真的完全不明白

　　聚会上部长一直在吹牛，大家都很困扰。我只是说了事实而已，为什么大家要提醒我"稍微察言观色一下"呢？要是我被说了同样的话，如果对方说的是事实，我就不会生气的啊……

（T先生，28岁）

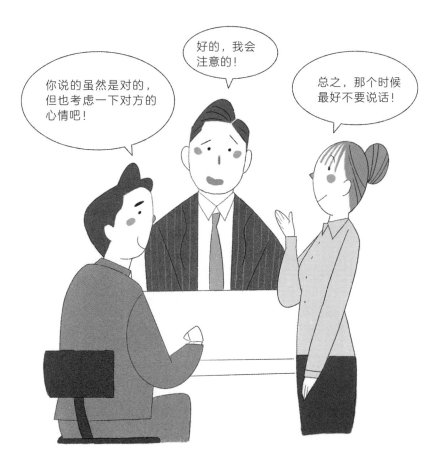

好的，我会注意的！

你说的虽然是对的，但也考虑一下对方的心情吧！

总之，那个时候最好不要说话！

要点

· 比起人际关系和情感，他们更重视事实。

· 他们没有惹怒对方的意思。

● 有逻辑地和他们用心谈谈，有助于他们理解。

当 ASD 人士不理解为什么他们只是表达事实却出了问题的时候，我一般会对他们这么说："诚实率真并不是什么坏事。**但是在社会交往中有时候不能什么都讲，这样可以避免让对方不开心。**比如，对方穿了新衣服的时候，我们突然说'真不适合你啊'，对方会怎么想？就算那是事实，不说这样的话，对方会更开心吧。在不能判断自己想要表达的内容是否合适的时候，还是谨慎发言比较好。"

如果你周围有相同特征的人，请根据他们的特征，**正面、有逻辑、耐心地**跟他们谈谈，他们应该都会理解的。

如果你认为这就是自己

生 存 小 窍 门

我一直认为诚实是最重要的，难道不是这样吗？

保持长处，适当地考虑对方

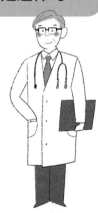

什么事情都直说，有时候会伤到对方。但是，不在乎他人的脸色，想说什么就说什么，这种不受他人影响如实地表达自己也是你的长处。只是在要说什么之前，先深呼吸，想象一下对方的心情吧。如果能够做到这样，那么诚实绝不是一件坏事。

一直无法
与人顺畅对话

ASD 人士读取他人表情、动作和语调背后的隐藏信息的能力较弱，不擅长关注除自己感兴趣的事物之外的东西，而且他们通常无法用想象力弥补和理解模棱两可的表达。注意力不集中的 ADHD 人士容易因眼前以外的事情分心，不听他人说话。我经常听到有人说自己因不能和发育障碍人士顺利交流而产生困扰。

我们通常认为人类是通过语言传达信息的生物，但是正如之后的案例所展现的那样，人类实际上通过非言语信息进行交流的情况反而更多。

这样的话，我们也就能够理解不擅长读取他人非言语信息的发育障碍人士无法维持对话的情况了。

但是，如果我们因此就避免和发育障碍人士对话，就会导致我们与他们的交流越来越困难。与他们的关系取得进展的第一步，就是要了解他们为什么无法顺利对话，以及我们该如何应对。

06

无法读取表情、
语调和动作信息

· · · · · · · · · · · · · · · ·

　　除了言语信息，表情、语调等信息被称为"元信息"，发育
障碍人士读取这些信息的能力较弱。

　　经营酒馆的 ASD 人士 G 先生（32 岁），在生意繁忙的时候
一直都会让住在附近的朋友无偿帮忙。有一次他向朋友拜托道：
"又要麻烦你帮忙了。"朋友明明回复道："倒也不是不行……"
但 G 先生没有理解，朋友只好接着又说："你也考虑一下我方不
方便啊。"这使得 G 先生很惊讶。

　　如果是典型发育人士，在看到朋友说"倒也不是不行……"
的表情时，就能够判断出对方有一些不满了，但**发育障碍人士就
算是看到了也无法理解对方的真实意图，有时甚至不能顺畅地继
续交流**。估计 G 先生的朋友也是难以拒绝，才将为难的情绪表现
在自己的表情和语气里，但 G 先生并没有意识到这些。

难以理解"元信息"

周围人的角度

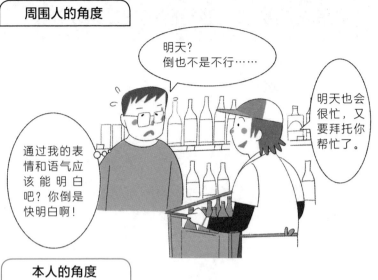

本人的角度

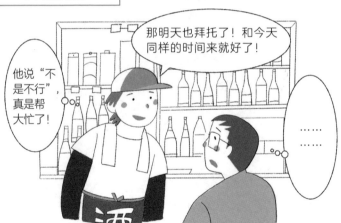

因为他没说不行，所以是我理解错了吗？

　　我一直让那个朋友帮忙的，这次他也说"倒也不是不行"，我没想到他居然会那么不满。他一开始就说"我很忙，帮不了忙"不就好了吗？说起来不仅仅是和他，我和别人说话时也经常出现类似的问题呢。

（G先生，32岁）

仅凭表情和语调是无法传达意思的。
要传达的事项，请明明白白地说出来。

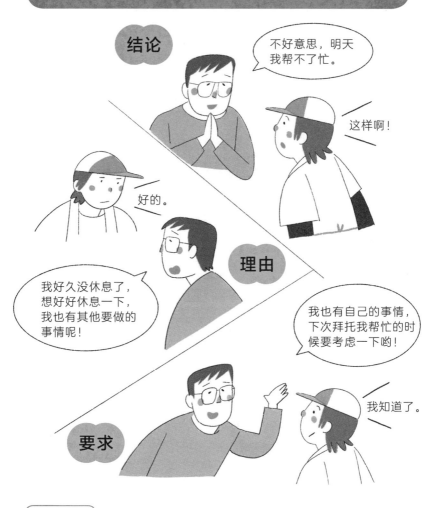

人们在对话交流中，大约20%的信息是言语信息，剩下的80%是非言语信息。也就是说，在几乎所有的对话中，语言之外的信息占比是压倒性的大。

在与发育障碍人士展开对话的时候，你会因他们无法读取非言语信息而在交流上出现障碍。因此，在想传达什么的时候，**就算是很难说出口的话，也请一边注意说话的方式，一边好好地用语言传达出来。首先阐述结论，然后仔细说明理由，有要求的话也请将要求表达清楚。**

反过来，发育障碍人士也不擅长用表情或语调传达信息。因此，他们说的话可能会过于直接，希望你能理解这是他们的特征，用平常心接受。

如果你认为
这就是自己

生存小窍门

为什么人们总是不说清楚呢？

向对方说明自己的情况吧

在预先知道"这样说会惹人不高兴"的情况下，人们通常会选择用表情或语气代替语言。这是人际关系中的智慧。如果你能从与人们的交往中学会这一点就最好了。但是，如果你无论如何都做不到，那么请告诉对方："想对我说什么就直接说吧，我不会介意的，因为不那样我就明白不了。"说不定对方就会爽快地答应了呢！

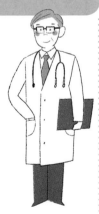

07

明明对方在说话，
却完全听不进去

· · · · · · · · · · · · · · ·

　　有 ADHD 的小 M（女孩，8 岁），明明她的妈妈正在讲话，她却突然开始说新的话题。特别是在说学校上课的话题时，这种倾向尤为明显。ADHD 人士具有注意力不集中的特征。**此外，他们会"心智游移"（mind wandering），即意识转向眼前之外的地方，大脑开始思考各种事情，突然开始说别的话题。**

　　有 ASD 的小 S（男孩，9 岁）在与父母说话的时候，经常发呆；在学校与老师两个人单独说话的时候也经常因不回应老师而被"请"家长。**ASD 人士的脑海中有一个让他们感到很舒服的"世界"，一旦别人说了让他们感到不舒服的话，他们就会立刻逃回自己的世界。**在周围人看来他们可能只是在发呆，其实他们已经在脑海里进入自己最喜欢的世界了，因此就听不见别人的话了。

＂

即使在对话时，
他们也想逃到自己脑海中的那个世界去。

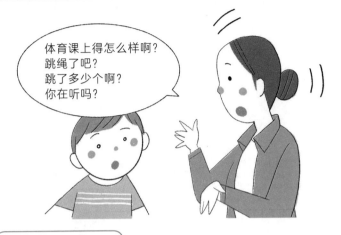

周围人的角度

体育课上得怎么样啊？
跳绳了吧？
跳了多少个啊？
你在听吗？

本人的角度

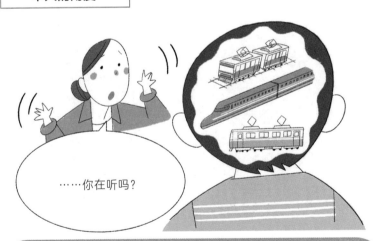

……你在听吗？

完全不听我说话，我不禁对儿子发火了

　　我的儿子很不擅长运动。我作为家长很担心，就在有体育课的日子里问他："体育课上得怎么样啊？"但他只是发呆，开始说跟他喜欢的火车相关的话题。然后我就发火了："你在听吗？我没有说火车的事情。"我总是为自己又对他发脾气了而不断反省。　　　　（9岁男孩小S的妈妈）

听不进去话是他们经常出现的问题，把要说的内容和他们感兴趣的东西结合在一起说。

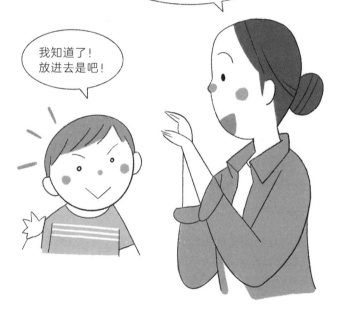

从学校回来之后，不要忘记把洗车用的水壶放进厨房的水槽里，就像车入库一样。妈妈会先洗车，这样明天就可以出发了！

我知道了！放进去是吧！

要点

·就算一直对他们说，也无济于事。

·他们依靠自己的努力也解决不了。

●不要生气或者焦虑，把要说的内容和他们喜欢的东西结合在一起。

　　无法集中注意力，待在自己的世界里，这是在很多 ADHD 人士和 ASD 人士身上都会出现的情况。从父母的立场来看，父母可能会不禁大吼："你怎么不听我说话！"**但其实 ADHD 人士和 ASD 人士的这种情况是通过个人努力无法解决的**。理解了这一点后，你如果想让他们听进去，就把要说的内容和他们感兴趣的东西结合在一起。**例如，对于喜欢火车的孩子，如果我们将事物比喻成火车进行述说的话，他们就不会中途突然转移注意力，而是能够好好地听我们说话了。**

　　另外，我在面对发育障碍成人时会**直率地说**："你在和人说话的时候可能会发呆或者想起完全没有关联的事情，请注意这一点。"**以此帮助他们认识到这个问题并提高他们的自觉意识。**

如果你认为这就是自己　　　　　　生 存 小 窍 门

孩子只想说与他喜欢的火车相关的话题，怎么办？

请理解，有他们喜欢的火车的世界是让他们感到安心的世界

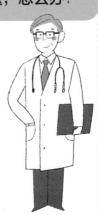

　　他们执着于自己喜欢的世界，是因为那是对他们来说最安心的世界。而在那以外则是令他们感到不安和不适的世界。所以不要强行把孩子拖出他的世界，要好好花时间去听他讲他喜欢的火车世界的故事。只有这样，他才可能鼓起一些看向外面世界的勇气。

08

随着对话的进展应该会明白的吧？却一直反复问

· ·

对于发育障碍人士来说，对话中模棱两可的表达让他们感到**非常困惑**。他们不知道该怎么回答，因此经常感到十分痛苦。有 ASD 的小 R（男孩，12 岁）前天来诊室的时候说："我的手指骨折了。"我不禁说："那给我看看那根手指吧。"结果他问我："哪根手指？"这让我很震惊。就算是孩子，也应该能从这个对话的进展中知道，我想让他给我看的是骨折了的那根手指吧。但是，因为**小 R 不擅长理解这种模棱两可的表达，所以他不知道我想让他给我看的是哪一根手指**，于是我换了一种表达方式，让他把骨折了的手指给我看一看，他马上就给我看了。

还有，我在看诊的时候问 ASD 人士："最近怎么样了？"他们经常会说："什么怎么样了？""这是什么意思？""**最近怎么样？**"是很随意的一句话，我们会在日常生活中使用这样的表达，但对 ASD 人士来说，这句话是难以理解的。

> 不能理解模棱两可的表达，容易感到困惑

周围人的角度

本人的角度

随便？好好？自便？完全搞不明白！

　　无论是在学校还是在家里,总有人对我说"随便选""你得好好做""请自便"这样的话。但是,我不明白这些话的意义,也不知道该怎么做。我不清楚这些话的意思,就去问对方,但他们只会露出很诧异的神色。

（男孩小R，12岁）

请用具体的语言，传达清楚"何时、谁、什么、怎么样"。

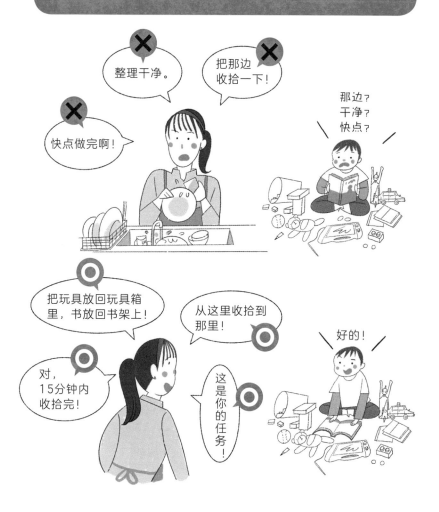

· 不使用抽象的措辞。

· 设定时间限制和目标。

● 不要理所当然地认为"这样说他们就能理解"。

ASD 人士常从字面上理解语言的意思。因此,如果我们以"这样说他们应该可以懂"的想法跟他们交流,那么我们想传达的信息,他们就有可能接收不到。

例如,ASD 孩子在医院里吵闹的时候,如果你对他说"差不多行了! 老实一点! "他虽然可以理解你生气了,但是他不会理解你为什么生气。

你可以这么说:"房间里面医生和患者正在讲很重要的话,你声音这么大会影响到他们的。请不要说话,好好坐着。"**按照条理,用这样具体的语句去解释,他们应该就会懂了。另外,用"还有十分钟"等设定时间限制的方法让他们有一个目标,也是一种有效的方法。**

如果你认为
这就是自己

生存小窍门

请教教我和孩子沟通的秘诀

简洁、具体、不要省略

总之,请说得具体一点,然后总结要点,尽量说得简洁一点。他们不擅长理解"这样""那样"的指示代词。请说清楚主谓宾,不要省略。不要简单说成"语文写了? "而要说"今天的语文作业写完了吗? "你如果想让他们收拾玩具,就给他们看收拾好的照片或图片,这也是很有效的方法。在此基础之上,再具体地要求他们"把散落在地上的玩具放回箱子里"。

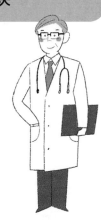

第3节

说的是很简单的意思，
却没有办法沟通

ADHD 人士无法抑制自己内心的冲动，他们的情绪总是不断变化，无法理解大家所谓的"默契"。

ASD 人士以自己的世界为先，难以理解集体活动的意义，无法接受与自己相信的道理不相符的事实。

本节将介绍针对个别事例的具体应对方法。面对 ASD 人士，我们采取应对方法的前提是要有改变自己的意识。当你希望 ASD 人士在什么方面有所改善的时候，必须向他们解释为什么希望他们那样做。

例如，面对不擅长集体活动的 ASD 人士，你要向他们解释和大家一起行动的理由。你在解释的时候，一方面要关注他们的心情，另一方面要明晰地表达自己的想法。在向他们解释的过程中，你或许会对他们的言语和行为有新的看法或理解。

对于情绪表现得较为极端，经常发怒或大笑的 ADHD 人士，我们采取应对方法的前提也是理解和共情他们那样做的理由。

09

一会儿生气一会儿笑，
情绪容易变化且外露

• •

小E（男孩，12 岁）进入诊室之后就开始玩游戏机。妈妈让他把游戏机收起来，他就开始发脾气，大闹不止。他的情绪通常很快就显露出来。他不仅容易生气、发脾气，在需要安静待着的场合，还会突然大笑起来。

ADHD 人士的冲动特征表现为外在表现与情绪直接相关。这可能是因为他们控制感情活动和掌管理性的大脑皮质的功能较弱。如果一个人出现了愤怒等情绪，大脑皮质会同时发出抑制愤怒的指令控制那些情绪。**但是，如果这个人的这项功能较弱，他就无法控制冲动，碰到一点小事就会立刻发脾气，或者笑到停不下来。**

有时，他们的情绪会突然爆发，这让周围的人觉得他们"变得可真快啊"，这也是因为他们的大脑所展现的世界不一样。特别是小孩子，他们往往会明显地表现出这种特征。

大脑皮质功能较弱，情绪容易变得很极端

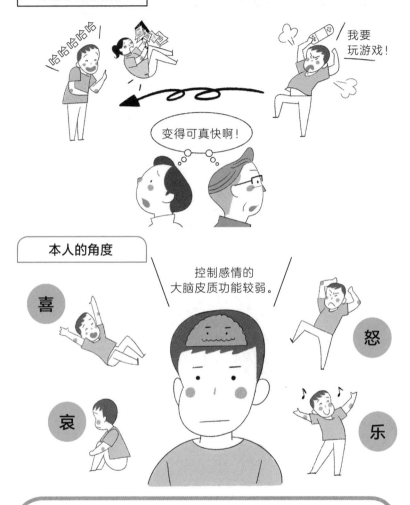

发生了令人不开心的事，发脾气不是理所当然的吗？

　　妈妈突然让我关掉游戏，这让我非常生气。我明明想一直玩游戏的，却要和医生进行一点意思也没有的对话。之后护士进房间的时候差点儿摔倒。她当时的样子好奇怪，特别有趣，我就很开心地笑了！

（男孩小E，12岁）

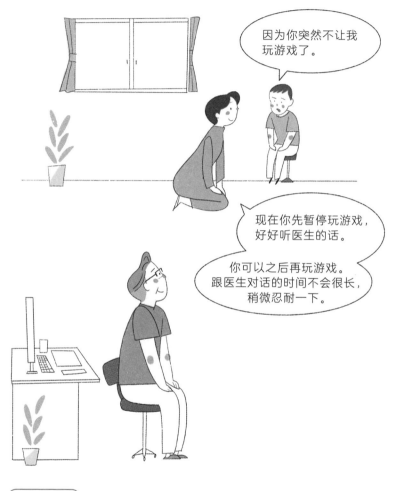

外在表现容易受到情绪影响的 ADHD 孩子，**随着成长会在一定程度上变得沉着冷静**。但是，孩子非常冲动的话，作为家长的你也会担心吧？特别是对于孩子因一点小事就发脾气，或者变得极端暴力的情况，需要采取相对应的对策。

首先，你要让孩子的心情平复下来，**带他远离刚刚事发的场所，平静地问他为什么生气**，向他表达你已经理解了他生气的原因，再和他一起思考下次遇到这种情况时应该怎么做。**父母不分青红皂白地斥责会使孩子丧失信心**。因此，一定要避免那样。最后，如果孩子能够顺利地控制住情绪，一定要鼓励他。

积累人生经验需要很长的时间，而**能够一直陪伴孩子的只有父母**。一定要温暖地守护他啊！

如果你认为这就是自己

生存小窍门

容易发怒的性格该怎么改呢？

先呼吸一下，认识到自己的愤怒

如果你的情绪要爆发了，就先深呼吸一下，给自己时间，认识到自己正在发怒。在那段时间里，尽量让自己冷静下来。如果写邮件的时候你无法控制自己的愤怒，就先不要发送，过一段时间再回看，这也是一个有效的方法。不过你也没有必要完全控制自己的情绪，只要没有给对方添麻烦，感情丰富也是重要的个性。

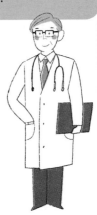

10

因一点小事就
一直发脾气

● ● ● ● ● ● ● ● ● ● ● ● ● ● ● ●

ADHD 人士的特征之一是不擅长控制自己的情绪，虽然有人伴随着成长会逐渐好转，但是也有人直到成年也没有改善。比如，有的人因为等餐太久而投诉店员，还有的人甚至对店员的规范行为大发脾气。

R 女士（30 岁）在便利店买酒的时候，店员要求她按一下成人确认的按钮，她马上就大发脾气："这一看就能看出来吧！"有的便利店店员会灵活应对，但也有的店员讲死理，然后双方发生冲突。

还有一次，她在快餐店被店员问道："要不要再来一份薯条？"她立刻回击道："我根本没点啊！"

在这两个事件中店员都是按照规范接待顾客而已，普通人就算有点恼火，也会理解"一般都是这样做的"，但是，R 女士却不明白"一般"到底是怎么样的，并为此烦躁不安。

‖

不明白"一般"是怎么样的，为此烦躁不安

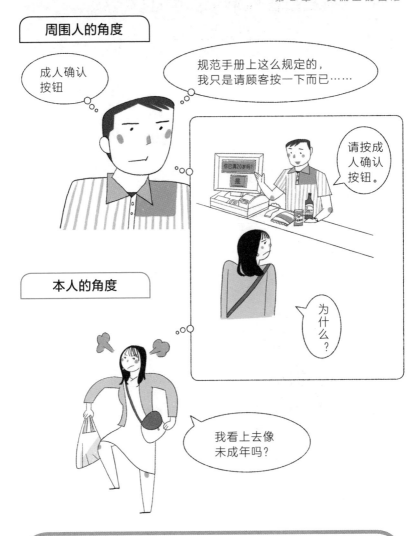

社会上到处都是不明所以的事情，大家不生气吗？

　　便利店里面的"成人确认按钮"究竟有什么意义？我已经30岁了，看上去也是30岁的样子，不可能是未成年人啊。确认这种莫名其妙的事情真是浪费时间。"这一看就能看出来吧！"大家真的不生气吗？

（R女士，30岁）

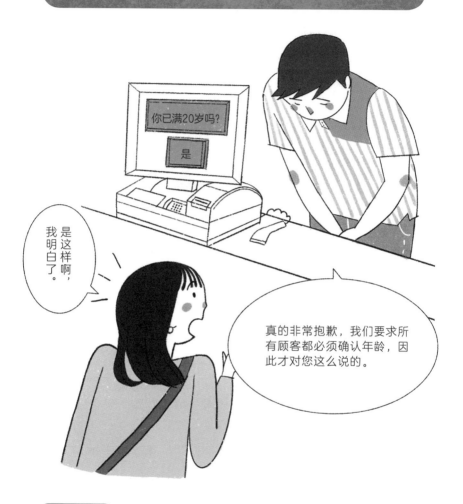

不要和怒气冲天的他们吵起来，
淡定面对。

你已满20岁吗?

是

是明白了。

是这样啊，

真的非常抱歉，我们要求所有顾客都必须确认年龄，因此才对您这么说的。

要点

·如果双方都太情绪化，就会相互消耗。

·他们一时性的愤怒多半很快就会平复。

●不要对抗，要淡定面对。

和突然就会怒气冲天的 ADHD 人士争吵，只会相互消耗。我们要避免自己受他们影响而变得情绪化。面对正在发脾气的 ADHD 人士，我们**要尽可能淡定、平静，同时还要表示对他们的理解。如果是我们做错了，那就坦然认错，再说清楚自己的理由和考量。**

如果对方大发脾气，有时我们也需要暂时忍耐。必要的话，我们可以先道歉，之后再找时间好好和对方谈谈。

ADHD 人士的怒火是瞬间爆发的，一般不会持续太长时间。他们经常会坦然道歉说"我也有不好之处"。因为他们的感情很丰富，所以他们有可能发完火后比之前更友善地对待我们呢。

生存小窍门

对店员的规范行为不爽！怎么办呢？

将对方看成机器人吧

有一种办法是将对方看成机器人。你虽然会对店员发脾气，但对便利店的自助收银机、电影院的自助售票机、点菜用的平板电脑等，就算它们按照规范要求让你进行确认，你也不会发火吧？请把对方当作"接入了待客程序的机器人"，那样的话，在忍耐的过程中，你的情绪也会逐渐平静的。

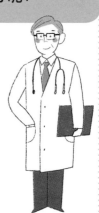

11

不能遵从指令，无法
在学校过集体生活

· ·

有 ASD 的小 A（女孩，7 岁）最讨厌的就是远足和备战运动会时的集体活动。她经常在课堂上一个人做别的事情，甚至会被老师"请"家长。**小 A 有着自己独特的世界观，不明白和大家一起行动的意义。**就算老师发出了指令，**她也不认为自己要和大家做一样的事情，不肯遵从指令。**有时我们会认为 ASD 人士是在反抗，但其实不是。比起反抗，他们更多的是没能理解集体活动的意义。远足的时候，小 A 会被突然从眼前飞过的蝴蝶吸引注意力，擅自离队行动。**因为集体意识比较欠缺，**她认为自己感兴趣的事物更有意思，所以才会理所当然地去追蝴蝶。

另外，在有集体活动的时候，因为活动的环境和平时的环境不一样，所以 ASD 人士容易感到焦虑、紧张，有时会不知道该如何行动。这个时候，如果老师发出的指令不够明确，那么他们就更加没办法和大家一起行动了。

不理解大家一起行动的意义

周围人的角度

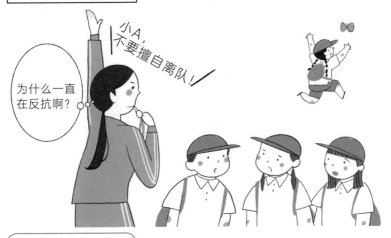

本人的角度

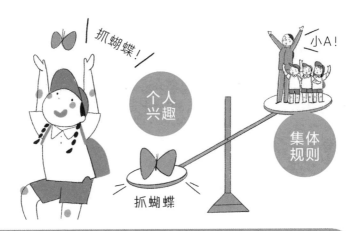

就算忍着也必须和大家一起行动吗？

在学校虽然老师说"接下来大家开始××吧"，但是如果我不想做，就不会做。远足的时候和大家一起走也很无聊，于是看到漂亮的蝴蝶我就去追它，结果被老师骂了。我好想回家呀！

（女孩小A，7岁）

与其强行让他们参加集体活动，还不如
创造让他们能够追求自己"喜好"的环境。

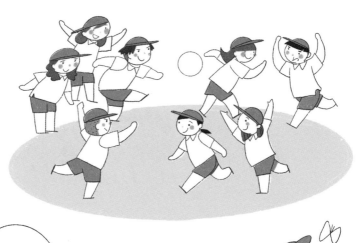

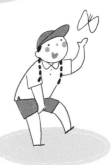

让他们追求
自己的"喜
好"，也是
为了他们好
啊！

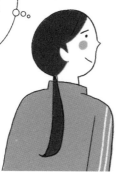

要点

· 让他们强行合群往往徒劳无功。

· 有时他们并不想和大家"好好相处"。

● 拥有自己的世界观可能正是他们的强项。

就算小 A 问"为什么必须和大家一起行动？"我们通常也难以回答，说"因为是规则"这样的话，她也不见得能够理解。

虽然每个 ASD 人士特征表现的程度有所不同，但是让他们做自己喜欢的事情或许是最好的。虽然这让他们看起来格格不入而显得有些可怜，但由于他们缺乏和周围人"好好相处"的意识，**因此能够埋头做自己喜欢的事情反而会让他们感觉更舒服**。在以集体生活为主的学校里，我们可以向老师和其他学生充分说明 ASD 学生的特征，以此获得大家的理解。**拥有自己的世界观可能正是他们的强项**。有时候，周围的人会觉得他们虽然有点奇怪但也很可爱，从而顺利地接受他们。

如果你认为
这就是自己

生存小窍门

不能和周围的人融洽相处的孩子，将来能在社会上顺利走下去吗？

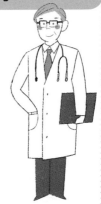

多样化的社会认为特性是一种个性

父母担心孩子是理所当然的事情。孩子终将走上自己的人生道路。要不断培养孩子的"喜好"，这些"喜好"也许会成为他将来就业的方向。社会越来越尊重多样性，有 ASD 倾向的人将来也能生活得更容易吧。此外，由于互联网的不断发展，不需要和人直接交往就能完成的工作种类也会增多。

12

不懂察言观色，也不会权衡利弊，只顾自己的道理

· ·

在发育障碍人士中，ASD 人士倾向于按道理思考事情。只要他们不能从道理上理解，就不会采取行动，也不会察言观色或考虑对方的想法。在周围人的眼里，他们就是完全"**不懂得合作**"的人。

公司职员 F 小姐（26 岁）有一天因为某个活动人手不够被上司安排去帮忙，但她强硬地拒绝了。从大众的角度来看，大家都会因"困难的时候要互相帮助""是上司的命令"而听从安排，但是按照 F 小姐的"道理"来看，她认为"不是我的工作""最初就应该制订一个有可行性的方案"。不是 F 小姐冷漠，而是她**真的不明白自己为什么必须要帮忙**。因为她无法真正地接受这种处理方式，所以就讲道理反驳了上司。虽然别人都觉得"这种情况应该灵活处理"，但是对于像 F 小姐这样的人来说，**他们的规矩不能轻易被破坏掉**。

很难理解与自己的道理相悖的事

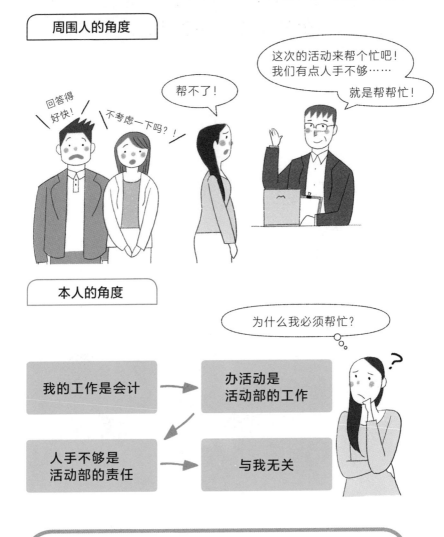

周围人的角度

回答得好快！

不考虑一下吗？！

帮不了！

这次的活动来帮个忙吧！
我们有点人手不够……

就是帮帮忙！

本人的角度

为什么我必须帮忙？

我的工作是会计　→　办活动是活动部的工作

人手不够是活动部的责任　→　与我无关

我就是在做我的工作，我没有错！

　我会完美地完成我的工作，除此之外的事情都超出了我的工作范围。说起来，为什么非要让我给做出那种荒唐活动策划的人帮忙呢？完成自己平时的工作才更是为了公司好。我没有错。

（F小姐，26岁）

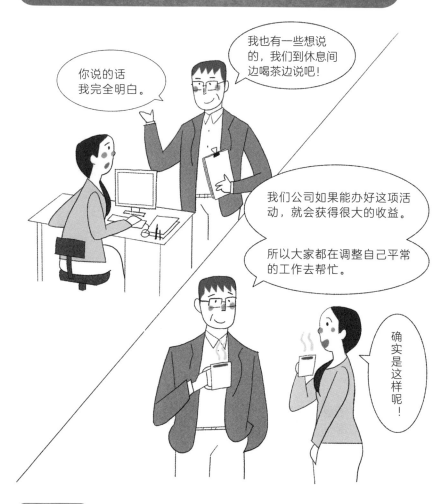

要点

·他们绝对不是在反抗。

·我们可以一边表示理解，一边讲道理。

●如果他们的道理是正确的，就尊重他们吧。

　　我们可以先沉着冷静地表示理解，如"你说的话我明白，不过我们也可以那样考虑吧"，这对发育障碍人士来说是基本的交流方式。他们并不是故意要反抗。他们如果能够接受我们说的"道理"，有时也会坦然地承认"确实是这样呢"。

　　但是，不要强行说服他们。

　　"反正就那样做"，说这种让他们强行遵从的话，只会让他们感到不满，而让关系变得更糟糕。有时**尊重他们的想法，由我们做出让步也是和平解决问题的方法。**

　　不过，在这个时代，上司还能给出无法说明的工作任务才是有问题的吧！

如果你认为这就是自己

生存小窍门

虽然是公司职员，但是不擅长聚餐上的应酬，还能在公司做下去吗？

就算不擅长也没关系，社会也在不断变化

　　你只要是公司职员，工作的时候就多多少少必须和大家有所交往。但是，你只要完成了自己的工作就可以了，聚餐这种你不擅长的应酬场合不一定非要去。曾经，不懂变通的职员被视作职场中的"另类"，但新型冠状病毒感染（covid-19）的流行所带来的工作方式的改变，使强行要求进行这种无意义交流活动的企业减少了。

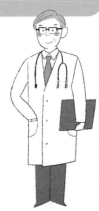

与他人比较

容易情绪不稳定

发育障碍人士在成长过程中经历了很多与他人的摩擦和冲突，遇到了很多麻烦，这使他们不知不觉地在内心种下自我否定和劣等感的种子，并扎下了深深的根。

此外，不擅长面对变化的 ASD 人士在面对日常生活中每天都会出现的新事物时，会被难以想象的焦虑感所侵袭，这足以让他们精疲力竭。

这些烦恼和焦虑虽然不是简简单单就能被消除的，但通过与周围人的协作是有可能减轻的。

不过，麻烦的是，发育障碍人士不擅长察觉自己心中涌起的负面情绪，难以将这些情绪通过自己的态度和言语表现出来，因此，周围人经常没有办法察觉他们的痛苦。

这些心理问题是发育障碍人士面临的最常见的问题，解决这些问题需要他们的父母、兄弟姐妹等家人，以及恋人、配偶等其他与他们一起生活的人在日常生活中细心观察，感受他们内心微妙的变化。

13

"反正我就是不行……" 对自己失去信心

· · · · · · · · · · · · · · · · · · · ·

有 ASD 的 B 女士（30 岁）总是觉得自己不如别人，经常说一些负面的话，如"反正我就是不行""将来我肯定完蛋了"。

如果发育障碍人士在童年时期经常被家长和老师斥责，与他人发生冲突，不断失败，那么他们在进入社会后对自己的评价就会很低。结果就是他们很容易**有"自己不行"等自我否定的想法和劣等感**。

特别是 ASD 人士，他们的特征之一就是记忆力强，**他们对于别人跟自己发脾气或失败等不好的经历记得非常深，这些记忆时常以鲜明的影像投射在他们的脑海里**。因为这些负面记忆在他们的脑海里不断重现，所以与典型发育人士相比，他们一直都无法忘记自己的悲惨经历。这些体验的不断重复导致他们的劣等感不断增强，使他们对别人很小的提醒都会产生很大的反应，或者产生很强的抵触情绪。

对过去的负面记忆在他们的脑海中不断重现。

周围人的角度

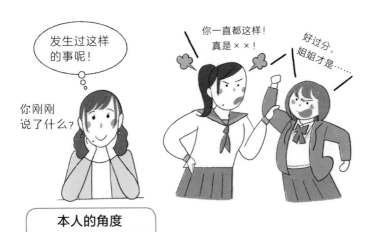

本人的角度

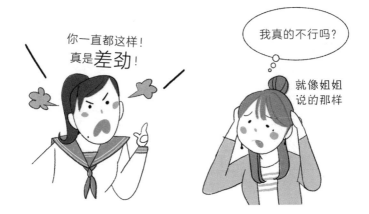

明明不想回忆，记忆却擅自闯进来。啊，好痛苦！

　　一不留神，以前的痛苦记忆就会在脑海中重现。昨天晚上我也清晰地回忆起了十年前与姐姐吵架时的情景，连吵架发生的地点、姐姐的表情和彼此说的话都记得清清楚楚。姐姐痛骂我的话在我的耳边不断响起，我真是束手无策……　　　　　　　　　　　　　　　　　　（B女士，30岁）

不要否定他们自虐性的思考，一边共情，
一边听他们诉说，然后让他们知道自己的长处。

不要这样

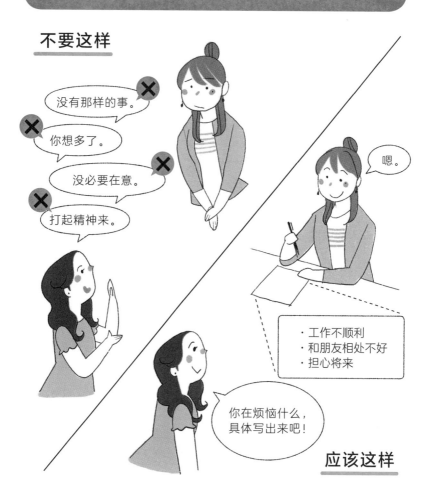

没有那样的事。

你想多了。

没必要在意。

打起精神来。

嗯。

·工作不顺利
·和朋友相处不好
·担心将来

你在烦恼什么，
具体写出来吧！

应该这样

要点

·劣等感是长期积累而来的。

·先与他们共情，然后再倾听。

●让他们知道自己的长处。

发育障碍人士被劣等感折磨到彻底丧失自信，就算别人安慰他们"没有那样的事"，也完全没有效果，甚至还可能让他们产生"这个人完全不懂我"的想法。

如果你身边的人正被劣等感折磨，那么请听听那个人的烦恼吧！**不要否定他，而是发自内心与他共情并听他诉说，表现出"我想理解你"的态度。你也可以让他把烦恼写下来，列成一条一条的清单，这样帮助他整理混乱的思绪，效果会更好。**

最重要的是在他冷静的时候，让他知道自己的长处。在倾听的时候，请对他做出"你处理的资料准确率很高""你的行动力不会输给任何人"等积极的反馈吧！

如果你认为
这就是自己

生存小窍门

我无法自我肯定，
怎么样才能让内心平静下来呢?

如果很痛苦，就向医生求助吧

作为发育障碍的继发问题，发育障碍人士经常罹患抑郁症和焦虑症，尤其是抑郁症，据说100人中就有6人患过抑郁症。要诊断一个人是不是因为发育障碍而患上的抑郁症不是一件简单的事情。如果你感觉自己内心的负担很重，请向心理科或精神科医生求助，医生会和你一起讨论有没有进行心理咨询和药物治疗的必要。

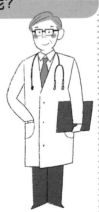

14

因为一点点小事就
产生强烈的焦虑感

ASD 人士的大脑结构使他们较典型发育人士更容易焦虑。人类大脑中有一个重要结构叫作杏仁核，它一旦被激活就会引起焦虑，**ASD 人士的杏仁核往往过于敏感**。这种特征在他们的生活发生变化的时候最容易显现。有 ASD 的小 J（女孩，6 岁）每次**被带到新的地方，或者遇到了和平时不一样的事情，就会产生强烈的焦虑感和紧张感**。比如，她之前去新建成的公园时，就和妈妈在入口处僵持着不肯进去。当时小 J 的大脑已经被"没来过的地方"所带来的焦虑所填满，所以妈妈开心地跟她说话的样子和声音，小 J 都无法感受到。

ASD 人士十分固执，他们很容易不安，常常固守着一成不变的生活。处于幼儿期的孩子可能仅仅是被带着走了和平时不一样的路或者换了床单，就会大吵大闹。成年之后，他们可能会变得沉着些，但讨厌变化、容易焦虑不安的倾向往往不会消失。

> 即使是小事，跟平时不一样时也会感到焦虑

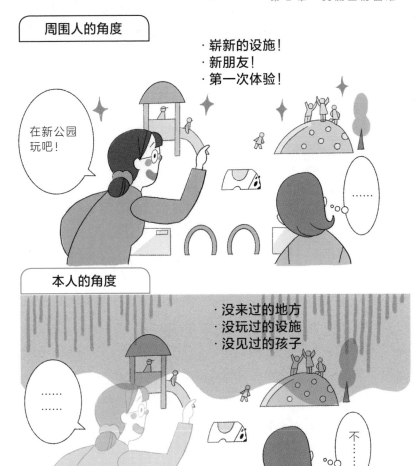

想让他们有全新的体验，但每次都失败了。

我家孩子喜欢一成不变的生活。每次带她去新的地方，她都会一脸不安、身体僵硬，马上说"我们回去吧"。我虽然想带她去各种地方，经历种种全新的体验，但总是失败，产生反效果。

（6岁女孩小J的母亲）

> 重要的是"解释"和"预告",
> 一点点让他们有新的体验吧!

事先向他们预告"和平时不一样"

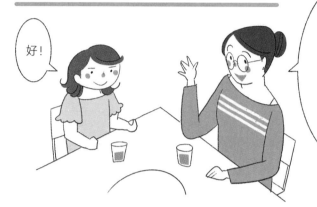

> 好!

> 听说明天新的公园开放,我们一起去吧。如果不想去那里,我们也可以去常去的公园。

一点点让他们习惯"和平时不一样"

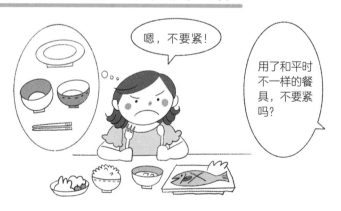

> 嗯,不要紧!

> 用了和平时不一样的餐具,不要紧吗?

要点

· 预先告知,缓解他们的焦虑。

· 周围人的焦虑会让情况恶化。

● 用小变化让他们学会"就算不一样也没关系"。

在不得不让他们采取跟平时不一样的行动的时候，最重要的是"**预告**"。要去新地方的时候，先说"这个周末我们要去这样的地方"。要走和平时不一样的路的时候，先说"今天常走的那条路在施工，我们走另一条路"。像这样做出**详细的解释并预先说明，他们就能接受，焦虑也会有所缓解**。这种方法对于成人也是有效的。

另外，一点点地让他们**适应"不同寻常"的事物吧**！比如，变换餐具，从走路改成骑自行车，等等。积累了这样的经验之后，他们就会学到"和平时不一样也没关系"。不过，要循序渐进，先试着给一个新选择，同时给他们可以不这样做的选择。**太着急让他们进行大幅改变可能会导致情况恶化**。

如果你认为
这就是自己

生存小窍门

我不擅长的事情很多，怎么才能避免呢？

请列出一份"不擅长事项的清单"

将"不能去鬼屋""讨厌飞机""不想和初次见面的人一起吃饭"等让自己感到焦虑不安，甚至想要尖叫的情况整理成一份"不擅长事项的清单"。在这些情况发生的时候，向自己亲近的人传达自己的焦虑不安。谁都有自己不擅长的事情，他们一定会理解的。

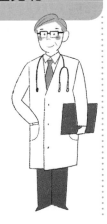

15

面无表情，不知道到底是开心还是难过

有 ASD 的小 K（女孩，12 岁）在诊室里说话的时候总是面无表情，几乎不表现出自己的心情。虽然她对我说着她之前在学校被同学排挤的事情，但她的表情和语气很平淡，似乎完全不在意。但是，当我再仔细问她时，我才知道她实际上非常难过，她被深深地伤害了。

ASD 人士不能很好地表达自己的心情，不擅长与人交流。 他们明明感到悲伤却很难说出"我很难过"，也无法做出难过的表情。同样，他们很高兴的时候，表情也很平淡，话也相对较少。

这种表现的成因有很多，其中**比较有力的一种解释是，ASD 人士的大脑中被叫作镜像神经元的神经细胞的功能较弱。镜像神经元在人产生共情时被激活，**而这个功能较弱的人难以感知他人的心情，**也不擅长将自己的心情传达给别人。**

在关系很好的人面前也难以表现出喜怒哀乐

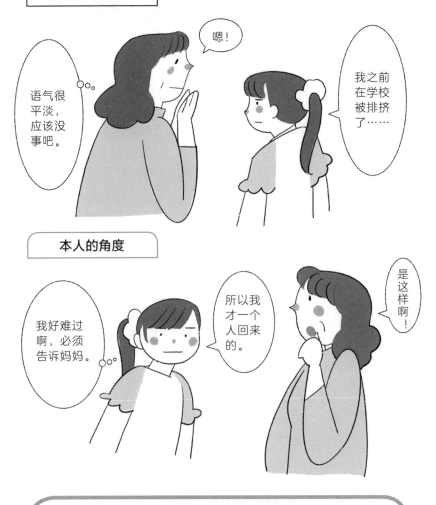

怎样才能将我的心情传达给别人呢？

　　虽然被排挤了我很难过，但我不知道怎么把这份心情传达给妈妈和医生。我会难过、困惑，也会开心，但周围的人总是说："你的表情一直都不变，你到底在想什么呢？"

（女孩小K，12岁）

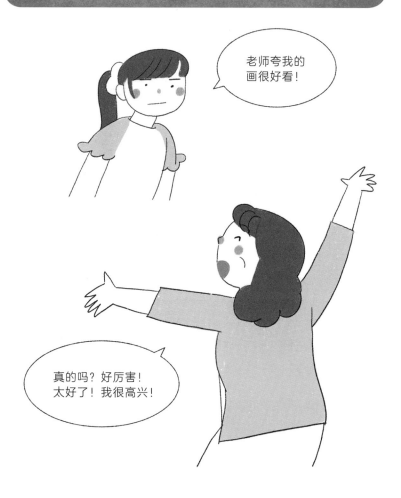

感知他们的心情并用语言表达出来，
做出夸张的表情，帮他们积累共情体验。

老师夸我的画很好看!

真的吗？好厉害!
太好了! 我很高兴!

要点

·虽然没有表情流露，但他们的情感很丰富。

·他们只是不擅长表达自己的感受。

●帮他们表露出应有的心情吧。

　　ASD 人士并不是没有感情的起伏，他们只是**难以向他人表达自己内心的种种感受**。周围的人应该首先理解这一点，**努力体会他们的心情**。

　　特别是对孩子，父母可以说"小 O，真开心呢！""好伤心啊！小 O 也是吧？"以此**帮助他们表达出应有的心情**。

　　这种时候，他们也许会表现出认同，像这样不断积累与亲近的人共情的体验，他们也就渐渐地能表达自己的心情了。**一种有效的、可以让他们更容易理解的方法是用稍微夸张的表情，辅以夸张的手势**。

 如果你认为 这就是自己

生存小窍门

强行做出笑脸或悲伤的表情比较好吗？

用语言和文字表达心情

　　就算强行摆出表情看上去也会很不自然。可以的话，用语言表达"我很高兴""很开心""很悲伤"怎么样呢？就算是面无表情、声音没有起伏，只要说出"我很高兴"，你的心情也可以传达给对方。如果这也很困难，就用邮件等文字的方式告诉对方吧！表情虽然是沟通的重要部分，但并不是全部。

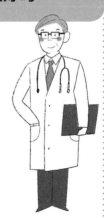

1

发育障碍容易出现
继发障碍

发育障碍人士易并发其他精神疾病，
要防患于未然

　　ASD 人士和 ADHD 人士都需要注意关于继发障碍的问题。继发障碍，也称二次障碍，指发育障碍人士因为发育障碍特征而多次遭遇冲突，持续处于紧张状态，在过去的痛苦经历不断闪回的过程中并发的精神疾病。

　　具体来说，已经发现的继发障碍有焦虑障碍（包括惊恐障碍、强迫症和社交焦虑障碍）、抑郁症、双相障碍、睡眠障碍、人格障碍、依恋障碍、上瘾和进食障碍，等等。

　　特别是睡眠障碍，发育障碍人士继发的概率尤其高。

　　另外，无法和父母等养育者形成有效的依恋关系的孩子还会出现依恋障碍，在情绪和人际关系方面也会出现问题。

　　产生了继发障碍之后，发育障碍人士在生活上的困难就会进一步加大。预防继发障碍的最好办法是，周围的人要充分理解继发障碍的情况，将发育障碍人士容易出现的问题防患于未然，或者在他们出现问题时提供有效的帮助，让他们能够处理问题。

第 **3** 章

与周围人行动不一致而
产生的问题

行动上的困难

~ 如何有效应对发育障碍人士无法被预测的行动 ~

因不沉着而
不断犯错，
总是让周围人担心

ADHD 人士的多动性、冲动性较强，经常徘徊不停、骚动不安，无法集中注意力。有的人还有发育性协调障碍（developmental coordination disorder, DCD），经常拿不住手上的东西，也不擅长跟着别人的节奏运动和行动。

发育障碍人士会这样的原因可能是感觉反应过度、注意力缺陷、过于执着、喜欢追求新奇的事物，等等，他们往往会因此失败和犯错，让周围人担心，甚至对他们发脾气。

这些问题表现让发育障碍人士的处境越来越糟，甚至有不少人的状态陷入恶性循环，引发更大的问题。

我们首先要理解是发育障碍的特征引发的这些问题，在此基础之上，再与发育障碍人士进行适当的沟通。

特别是最近社会上正在蔓延的"自我负责论"、对他人的诽谤中伤和有些过度的同伴压力，给发育障碍人士的生活带来了更大的困难。在这样的情况下，我们作为第三方表示对发育障碍人士特征的理解并给予他们支持至关重要。

16

无法保持安静，
不由自主地开始徘徊

· ·

小 K（8 岁）是一名有 ADHD 的女孩，平时她很难安静下来。即使在诊室里，她也无法安静地坐在椅子上。她的妈妈告诉我，小 K 在学校上课时甚至会在教室里乱转。**与第 28 页的案例相似，小 K 的多动性和冲动性很强，她无法做到安静不动。这种特征明显的孩子，对刺激或感兴趣的事情会迅速做出反应，难以控制自己。**小 K 经常在椅子上动来动去，会突然站起来，走路时也会突然跑起来，有时在别人说话时还会插嘴。

实际上，**人类大脑的脑干部分会发出"动起来"的指令，而额叶会发出抑制指令，停止身体的活动，但 ADHD 人士的额叶发出抑制信号的功能较弱。**也就是说，虽然周围的人希望小 K 更安静一些，但小 K 的行动遵循了她大脑的基本指令。ADHD 人士的多动性和冲动性会随着年龄的增长逐渐降低，有些人在成年后基本不会表现出来，但仍有些人会保留这些特征，无法保持安静。

无法违背大脑的基本指令

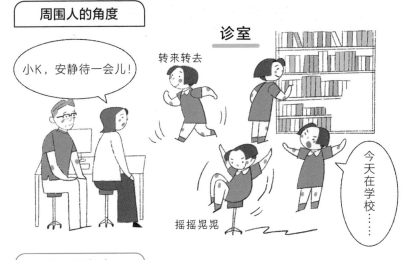

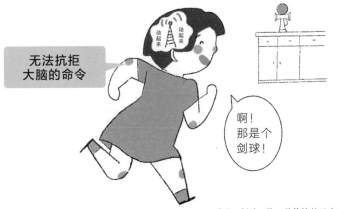

编注：剑球，是一种传统的日本民间游戏。

带着一直动个不停的孩子真是让人疲惫啊……

　　我家的孩子非常好动。即使我们一起走路，她一旦看到感兴趣的东西，也会马上冲过去。每天她都会动个不停，直到筋疲力尽。因为她不会考虑后果，所以我必须每天都注意不要让她做出危险的事情，完全没有时间休息。　　　　　　　　　　　　　　（8岁女孩小K的妈妈）

强行阻止孩子活动，会适得其反，
应该给孩子一些活动身体的时间。

遛狗
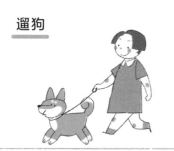

擦窗户
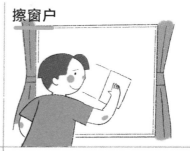

准备体育器材
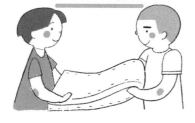

发讲义
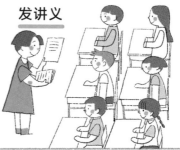

吃晚饭的时候
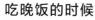
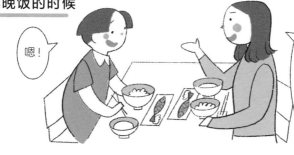

嗯！

你今天也很努力了呢。吃完半碗饭，可以站起来走一走哟！

要点

· 停止活动会使他们产生焦虑感和紧张感。

· 在家和学校给他们安排适当的任务。

● 通过活动消耗他们的能量。

责备有 ADHD 的孩子，**强迫他们安静下来，会使他们产生强烈的焦虑感和紧张感。与其这样做，不如积极地为他们安排一些活动。**

例如，让他们在家里擦窗户或遛狗，在学校分发讲义或准备体育器材。为他们提供适当的机会，让他们动起来，这样不仅可以帮助他们消耗能量，还可以让他们学会如何控制身体。

此外，你还可以制订一些简单的规则，**允许他们在适当的范围内活动**，如允许他们吃完半碗饭后走动一下。针对上课时的站立或走动问题，有效的方法是帮助他们理解学校的制度和规范，并给予他们一些明确的目标，如提醒他们"还有 15 分钟就是休息时间了"。

如果你认为这就是自己

生存小窍门

无法集中注意力，难以静下来坐在桌前……

为自己制订一些规则

将整块时间分割成一个个小的时间段，这样有助于保持注意力。例如，设定一些规则，如"工作 1 小时休息 5 分钟"，在心里决定"再保持专注 30 分钟"，用计时器计时，等等。成人的应对策略和孩子的一样，在上班之前稍微慢跑一下，或者在周末保持运动的习惯，这些做法都能帮助他们逐渐控制自己的冲动行为。运动还能激活大脑功能，可谓一举两得。

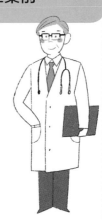

17

做工作和家务时不断犯错，多半是因为粗心

• • • • • • • • • • • • • • • • • • • •

ADHD 人士在多数场合都有着注意力不集中的特征。

W 小姐（25 岁）因为粗心，经常打错字或算错数而被上司斥责。她也常常因坐错电车而迟到，虽然她自己想要改正，但总是不断再犯。一般认为，别人更容易觉得 ADHD 人士**"真是够逊"**
"没有干劲"，但ADHD 人士本人才是最能注意到自己粗心的那个人。

ADHD 人士的这些失败，有时是他们的注意力不断转移导致的。他们的意识一旦脱离眼前的事物，大脑就开始思考各种事情，进入所谓的"心智游移"的状态，因此，他们不擅长集中注意力完成一件事。大脑中的"默认网络"（default mode network，DMN）在人发呆的时候会被激活。近年来的研究发现，发育障碍人士的大脑在 DMN 的活动比典型发育人士的更丰富。大脑在DMN 的活动被认为与"心智游移"的状态也有关系。

注意力不断转移

周围人的角度

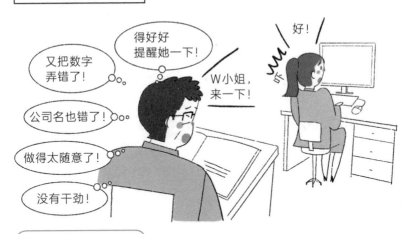

本人的角度

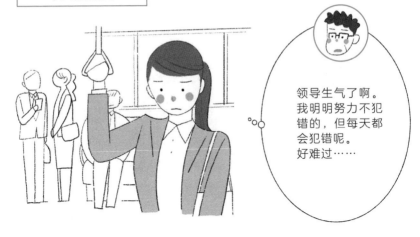

自己明明努力不犯错的

我在这家公司工作已经三年了，可还是经常粗心犯错，这让我很头疼。明明努力不犯错的……之前我也被上司说"错误有点多呢"。我也总是干不好家务，因此很消沉。

（W小姐，25岁）

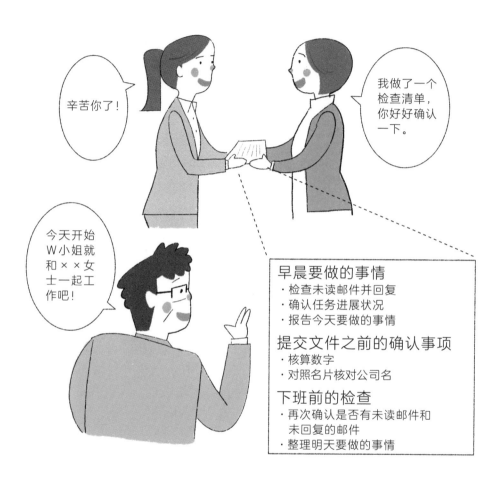

· ADHD 人士本人也注意到了自己很粗心。

· 斥责可能会让情况恶化，导致他们丧失工作热情。

● 让他们意识到自己容易犯错的地方。

ADHD 人士常犯的错误是由 ADHD 的特征引起的，**一味斥责可能会让他们着急而犯更多的错误，导致他们失去工作热情，带来反效果**。为了给予 ADHD 人士合理的关心，尽可能营造一个让他们不易犯错的环境吧。

例如，对容易搞错工作顺序的人，**你可以为他写一份专用的检查清单，让他每次确认之后再开始工作**。领导也可以安排他和前辈搭档，前辈帮助他检查文字和计算问题，他帮助前辈做其他的工作。像这样，**明确他容易发生错误的地方，让周围人和他本人更能意识到如何避免错误的发生**。

家中的事情则可以请家人帮忙检查，最好也做一份清单。

如果你认为这就是自己　　　　生存小窍门

注意力不集中，一直犯错，想从根本上改变自己

比起改变自己，更好的方法是列好清单，让自己意识到容易犯的错误

与其想着改变自己而焦虑，不如先采取一个减少错误发生的方法，比如做一份检查清单或任务清单。除了这些，还要让自己意识到自己在哪儿会犯错。你可以在清单上列出自己"容易犯的错误"，反复阅读，并且使用手机的记录功能，随时随地查阅，十分方便。当你的犯错倾向逐渐在意识里扎根时，你的行事自然而然地就会改善了。

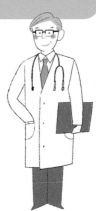

18

手脚动作不灵活，
经常弄掉东西，
不擅长运动

· ·

　　发育障碍的一个表现是**发育性协调障碍**。虽然这种障碍并不会影响躯干的运动功能，但**会使眼睛和手脚等部位无法顺利地进行"协调运动"。有这种障碍的人通常不擅长运动，或者手脚动作不灵活。**

　　小T（男孩，10岁）有发育性协调障碍。按他妈妈的描述，小T用不好筷子和叉子，经常弄洒食物、弄掉东西，紧张的时候会同手同脚。**他的身体动作也很不自然，没有办法像其他孩子那样跑步、抛接球，他自己也不知道为什么。**因此，他觉得上体育课很不开心。发育性协调障碍经常和ADHD、ASD同时出现，但知道的人不多，因此没有被诊断出来的案例很多。

这些表现有可能是发育性协调障碍的特征

周围人的角度

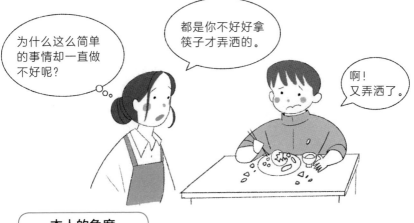

本人的角度

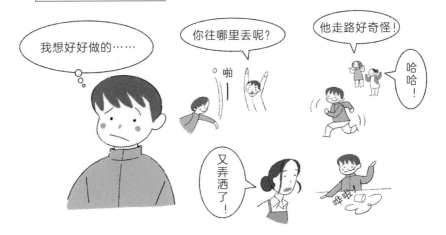

我想好好做的，但是……

吃饭的时候弄洒食物，不能好好摆正杯子，妈妈经常因为我这个样子而非常难过。因为用不好剪刀，我不太喜欢做手工，体育课上也只有我一个人做不好动作，真的太讨厌了。为什么大家都能做好呢？

（男孩小T，10岁）

兼顾他们的特征，一边陪他们玩，一边给予支持。也考虑接受专业人士的帮助吧！

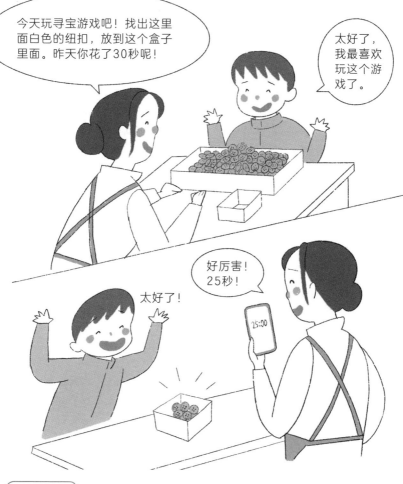

要点

·在他们不擅长的事情上给予支持。

·现在来自第三方的支持也多种多样。

●多夸奖，和他们一起玩，帮他们不断积累自信吧！

　　不擅长运动和精细动作，往往会使孩子在童年时期就丧失自信。在家里，请根据孩子的特征给予他一些支持吧。

　　如果孩子在精细动作上有问题，如不能顺利扣上纽扣或者不擅长使用筷子，就**让他通过抓、握、捏小东西的练习锻炼肌肉吧。秋千和木桩等游乐设施也可以锻炼身体动作的协调性。**

　　关键是要让孩子通过玩游戏享受运动。当孩子顺利完成的时候家长要多夸奖他，帮助他不断积累小小的自信。此外，家长也可以**根据孩子的障碍程度向公立的支持中心或儿童咨询中心进行咨询，**让他们帮忙介绍康复医疗机构。

如果你认为
这就是自己

生存小窍门

**我家孩子笨手笨脚，也不擅长运动，
怎么样才能让他有自信呢？**

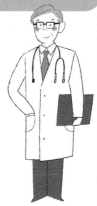

不妨这样想：
"做不到也没什么，天性使然。"

　　发育性协调障碍也是大脑的特性导致的，人们无法完全克服。虽然我们可以用上面介绍的方法予以改善，但不要太在意"做不到"这件事。请把这种特性当成孩子的天性，找找他能做的事情吧。这样才可以营造出一个能让孩子认同"做不到的自己"的环境。

按顺序排队！

好好排队啊！

19

连按顺序排队
这么简单的规则，
都不能好好遵守

································

　　不能按顺序排队等待是发育障碍诊断标准里非常"有名"的
一条标准。小 S（女孩，8 岁）经常不能按顺序排队使用公园的
游乐设施，和朋友常常吵架。

　　ADHD 孩子的冲动性较强，当看到眼前的秋千等设施时，"**想**
要早点儿玩"的冲动会占据上风，他们往往就看不见正在排队的
其他孩子。ASD 孩子**根本无法理解"想要玩秋千的孩子需要排队"**
这条规则。

　　虽然 ADHD 孩子随着成长会逐渐抑制住这种冲动，**但是也有**
人依然不擅长安静地排队。ASD 人士就算能理解"按顺序排队"
这种规则，但是对于像排成一列的银行自动取款机需要交叉按顺
序使用这种复杂的规则他们还是会无措，一不小心就往空着的地
方插队了。

> ## 冲动性较强或者不能理解规则

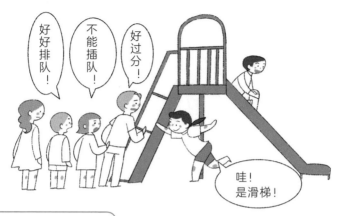

本人的角度

ADHD人士的情况

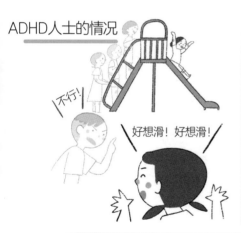

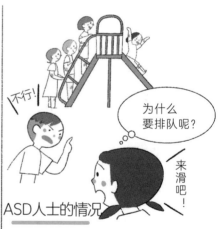

ASD人士的情况

解释了好多次要按顺序排队的规则了，但是……

　　我家孩子不能耐心地按顺序排队，经常被周围的孩子提醒"去排队"，每次我都会说"想玩的孩子都要耐心地排队等待，一个一个玩"，但她就算那个时候懂了，过了几天还是会出现插队的行为。

（8岁女孩小S的妈妈）

耐心地解释要按顺序排队的规则，
就算他们马上就会忘记，也不要放弃。

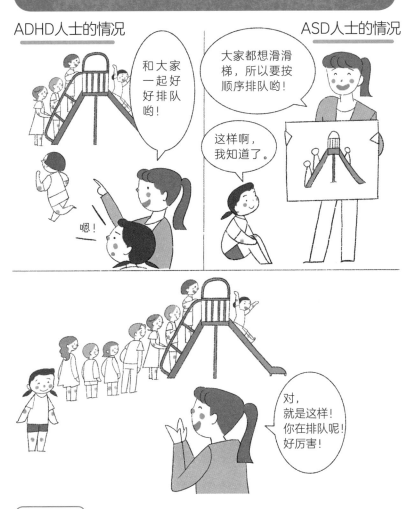

小孩子不排队常常被认为是任性，但 ADHD 和 ASD 的特征都会使他们做出不排队的行为。**不要不分青红皂白地斥责他们，而要耐心地向他们解释排队的规则。**

如果是冲动引发的这种行为，那么可能是孩子想玩的心情过分强烈，斥责可能导致他们发脾气。这种时候，**先带孩子离开现场，心平气和地告诉他：**"不按顺序排队就玩不了，先排队再玩吧。"对于不能理解规则的孩子也一样。给这些孩子看"正在排队"这一场景的图片，他们会更容易理解。

请一定不要放弃，坚持向他们好好解释。**在他们能好好排队的时候夸奖他们，**这样他们就会产生"我做到了"的感觉，从而更容易记住这份喜悦。

如果你认为
这就是自己

生存小窍门

虽然能排队了，但是感觉很痛苦。怎么办呢？

自己默默地表扬自己吧

ADHD 人士成年之后，冲动性这一特征多多少少也会存在。让那些虽然能遵守社会规则但不擅长排队的人，给自己设定一条"赞美自己的规则"如何？例如，"排了长队的日子，奖励自己一杯啤酒"等。长大之后可能很少有人会夸奖自己了，所以要自己夸奖自己啊。这样的话，即使是不擅长的事或许也可以有所"期待"。

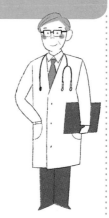

等一等！

沉着一点！

20

没有耐心，无论是
工作还是私下都
忙忙碌碌、坐立不安

ADHD 人士有时会因多动和冲动的特征表现出不耐烦。

Y 先生（38 岁）在工作中无论是对方接电话慢了还是回邮件晚了，都会特别烦躁。**他总是想要马上得到答复，因此对没有结论的会议也会感到很烦躁。**有时候收到问询邮件，他经常不加思考就马上回复，因此，有时会回复得很草率，还会出现失言的情况。然而，如果别人解释得过于复杂，他还会无法理解。总之，Y 先生的日常就是二十四小时都忙忙碌碌、坐立不安。**他自己也不能理解为什么周围的人都慢悠悠的。**或许可以说，他"对时间的感知"与典型发育人士不一样。

不过，Y 先生对自己的特征也有所察觉，为此感到十分烦恼。据说，他对别人乱发脾气后也会反省，冷静下来后会打电话向对方道歉，或者补发邮件说明自己的错误。

由于多动和冲动的特征，容易立刻下结论

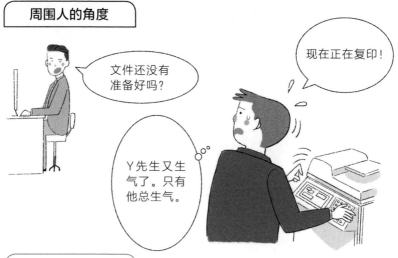

周围人的角度

文件还没有准备好吗？

现在正在复印！

Y先生又生气了。只有他总生气。

本人的角度

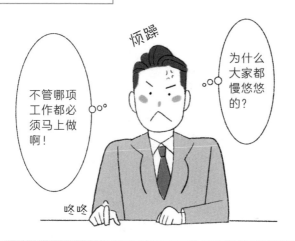

烦躁

为什么大家都慢悠悠的？

不管哪项工作都必须马上做啊！

咚咚

从小就是这个性格，还能改变吗？

　　我从小就是急性子，觉得朋友都慢吞吞的，现在在公司也被认为是问题人物。今天在听年轻同事说话的时候，因为他说得太长了，所以我忍不住说"赶紧说结论"，我又发脾气了。真希望能够更加沉着地做事啊……

（Y先生，38岁）

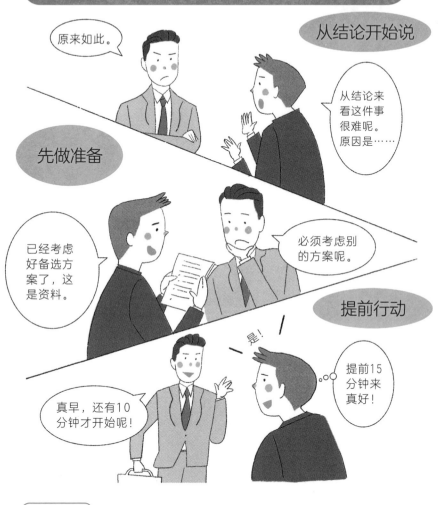

从结论开始说，预测对方的行动。
与急性子的人相处也有好处。

从结论开始说

原来如此。

从结论来看这件事很难呢。原因是……

先做准备

已经考虑好备选方案了，这是资料。

必须考虑别的方案呢。

提前行动

是！

真早，还有10分钟才开始呢！

提前15分钟来真好！

要点

·急性子带来的并不全是坏处。

·尽量少说与工作不相关的话。

●和对方配合的过程中自己的效率也会提高。

急性子这一特征，有时也能表现为行动力强或者工作效率高。**请先理解这是一种特征，再改变和他们交往的策略。**

急性子的人讨厌与主题不相关的事情。从结论开始说会让对话变得简明扼要。如果他们还是没耐心听完，请心平气和地跟他们说："请让我再说两句好吗？"

预测他们的行动，提前准备他们所期望的东西也很重要。向急性子的上司报告工作时，对于他可能询问的问题，要先准备好答案。与他们会面时也要稍微早到一些。

按上述方法与急性子的人相处，**自己的思考和行动渐渐也会变得有效率，这也是与他们相处的好处之一。**

生存小窍门

经常被人说是急性子，我真是那样的吗？

意识到"不要做的事情"

虽然急性子并不一定是缺点，但也有人因为这个而备受困扰。如果想要改善的话，请意识到"不要做的事情"，如"不要打断别人说话""不要催促对方说话""不要在饭店走来走去""不要干扰别人的步调"，等等。像这样不断积累"不要做的事情"，你就会成为一个更平和的人。

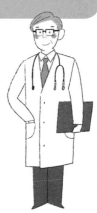

21

看到新品就不加思考地买下来，总是喜新厌旧

· ·

公司职员 U 小姐（25 岁）很容易着迷于新事物，看到喜欢的东西经常马上就会买。她在逛商场的时候常被新品吸引，等醒悟过来已经买完了。她的爱好和兴趣也是一样，她虽然涉猎广泛，但常是三分钟热度。

像 U 小姐这样的 ADHD 人士，一方面会被新事物所吸引，**很容易就转移了自己的兴趣和注意力，有"追求新事物"的倾向。**因此，U 小姐在店里看到了新品，会马上决定购买。就算手边没有现金，她也会用信用卡或者手机支付软件消费，月月入不敷出。另一方面，U 小姐很容易喜新厌旧。周围的人以为她只是"喜欢新事物"，但其实她是因为大脑的特性而不能抗拒刺激。

像这样喜欢追求新事物的人，除了疯狂购物，还常着迷于赌博和喝酒等容易获得瞬时满足的事情。有的人还为此欠下赌债，辞去工作，陷入各种上瘾问题。

大脑的特性使人无法抗拒刺激

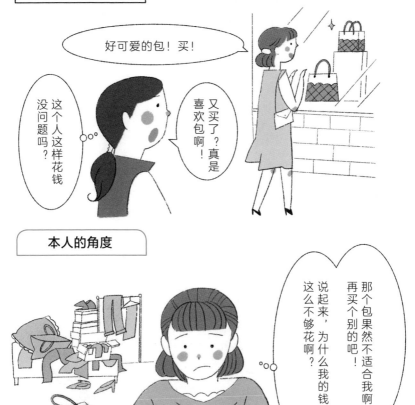

我总是喜新厌旧，也会感到很可惜

　　我并不是一个很有钱的人，却总被新品吸引而冲动消费。因为网购很方便，等醒悟过来的时候发现自己每天晚上都买了东西。可那些东西很快我就不喜欢了，也会感到很可惜，但是……

（U小姐，25岁）

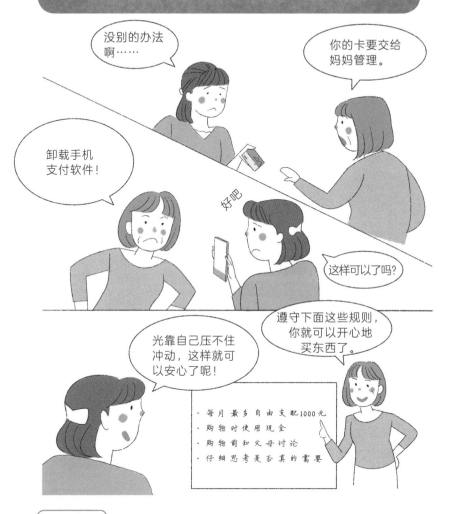

不要认为他们只是单纯地"喜欢买东西"，
在事态变严重之前一起想办法应对。

没别的办法啊……

你的卡要交给妈妈管理。

卸载手机支付软件！

好吧

这样可以了吗？

光靠自己压不住冲动，这样就可以安心了呢！

遵守下面这些规则，你就可以开心地买东西了。

· 每月最多自由支配1000元
· 购物时使用现金
· 购物前和父母讨论
· 仔细思考是否真的需要

要点

·管理好银行卡，卸载手机支付软件。

·制订与收入相匹配的购物原则。

●就算态度强硬也要马上制止他们的浪费行为。

就算他们有一定的自觉性，但与**金钱有关的事情确实容易导致严重的后果**。尽早全家人一起商讨对策吧。首先是**管理好信用卡和储蓄卡**，管理不好可能会造成严重的浪费，家人可以代为管理，或者让他们把卡直接上交。**让他们当着家人的面卸载手机支付软件，退出可以自动支付的购物网站**。

在采取了以上的应急措施之后，全家人一起制订**与收入相匹配的购物原则**，规定每月最多可以花多少钱买东西。

就算这样做了他们依然会有买东西的冲动，因此还要养成习惯，在实际购买之前让他们再三思考是否真的需要这个东西，并且征求家人的意见。

> 如果你认为 这就是自己
>
> ## 生 存 小 窍 门
>
> ## 过于喜欢购物而存不下钱，对未来感到不安
>
> **使用免费记账软件管理收支**
>
> 因存不下钱而烦恼的ADHD人士请一定要试试免费的记账软件。因为人们总是随身携带手机，所以每一笔购物都可以当场记录。记录能够让收支状况可视化，会产生和打游戏一样的刺激效果，还可以提醒自己"本月还有多少余额"，从而有效抑制购物冲动。

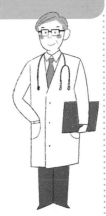

第2节

总是与周围的人
格格不入

ASD 人士难以分清事情的主次，总是赋予所有事情相同的权重，当他们专注于一件事时就会忘记其他事情。ADHD 人士则难以维持注意力，总是不断走神，无法在一件事情上善始善终。

引起这些行为的原因虽然多种多样，但就其结果来说，他们或是难以顺利完成某个工作而达不到期待的结果，或是过度着迷于某事以致危害到自己的健康，这都会让周围的人十分担心，造成彼此生活上的困扰。

本节列出的特征和问题基本都是广为人知的，同时也与本书的主题相关——关注发育障碍人士眼中的世界，并与之共情。正确的应对方法并不是强行改变他们，而是要帮助他们发挥长处，以及应对不擅长的事情。在发育障碍人士中，有人能发挥典型发育人士难以具备的优秀能力。人尽其才和发扬个性的做法一定能帮助他们绽放人生的绚丽之花。

22 总是拖延处理该做的事，ASD 人士和 ADHD 人士的原因不同

还没做吗？

要来不及了！

ASD 人士和 ADHD 人士共同的特征是拖延，但是两者背后有着不同的原因。

在 ASD 人士中，多数拖延的情况是因为他们"不能分清主次"。 O 女士（30 岁）在工作堆积起来的时候，**总是不知道从哪里着手才好。**

有 ADHD 的 D 先生（25 岁）则不同。就算他正在做非常紧急、不得不马上完成的重要工作，可**一旦接到关于其他工作的电话或者邮件，他的注意力就会马上被转移。在完成其他工作的期间，他反而会错过重要工作的规定完成时间，** 导致无法让自己满意。就像这样，ASD 人士和 ADHD 人士都常常拖延处理必须优先完成的工作，最后总是勉强按期或者逾期完成，给周围人造成麻烦，他们自己也十分苦恼。

> 不能分清主次的 ASD 人士
> 注意力总是转移的 ADHD 人士

周围人的角度

有 ADHD 的 D 先生

有 ASD 的 O 女士

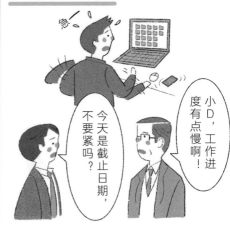

她一直不动呢，到底怎么了呢？

小O，工作停下来了啊！

今天是截止日期，不要紧吗？

小D，工作进度有点慢啊！

本人的角度

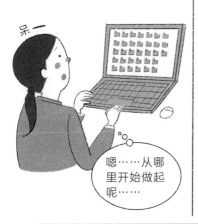

嗯……从哪里开始做起呢……

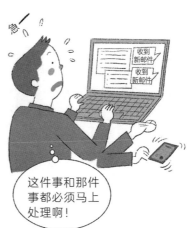

这件事和那件事都必须马上处理啊！

虽然知道这件事紧急，但其他工作突然插进来时……

　　虽然我知道这是紧急的重要工作，但是打开电脑突然收到了好几封邮件，回复完发现已经过去了1个小时。就算我已经开始做重要工作了，可一旦收到其他工作邮件就会很在意，总是把重要的工作拖到最后。

（D先生，25岁）

117

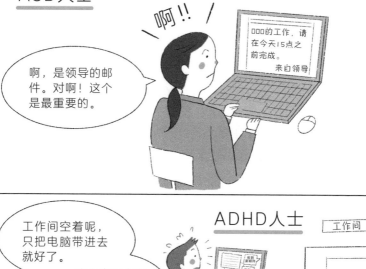

针对ASD人士和ADHD人士的拖延问题采取的策略不同。

ASD人士

啊，是领导的邮件。对啊！这个是最重要的。

□□□的工作，请在今天15点之前完成。

来自领导

工作间空着呢，只把电脑带进去就好了。

我会告诉大家先不要发内部邮件的。

ADHD人士

工作间

要点

・让ASD人士有意识地分清主次。

・为ADHD人士创设可以集中注意力的环境。

●重要的是先根据特征分清两者，再给予帮助。

在给 ASD 人士安排重要工作时请明确表示"在什么时候完成"。通过发邮件和写便条的方式，多向对方确认几次，这样可以帮助 ASD 人士形成事情的主次意识。

而面对 ADHD 人士时，请为他们创设可以集中注意力的环境。**像把桌子收拾干净或者设置隔板这样很简单的方式，就可以让他们更加集中注意力。** 另外，在安排紧急工作的时候，可以让他们去不会被干扰的工作间完成。不同的职场环境可能条件各有限制，尽量让他们去没有噪声的环境里工作。

虽然面对的都是"拖延"的问题，但针对 ASD 人士和 ADHD 人士，采取的应对策略是不同的。

如果你认为
这就是自己

生存小窍门

有什么好的方法可以让人记住工作的优先级呢？

每天早上更新待办清单，贴在眼前的位置

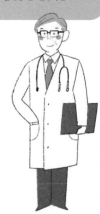

每天早上更新一份待办清单吧，把当天要做的工作全部写出来，在最先要做的工作上画一个圈，其他工作则按照截止日期的早晚标上序号，再重新排序。把这份清单贴在自己一眼就能看到的地方，根据清单完成工作。对于已经完成的工作，可以在清单上画上"√"，以此获得成就感。每天早晨列出清单，能够帮助自己记住工作的优先级。

23

不能简明归纳要点，总是没完没了地干活，效率很低

有 ASD 的 F 女士（28 岁）常被人说工作效率低，这导致她在职场上一直自惭形秽。做会议记录时，**她总是无法抓住会议要点**，会花很长时间把所有参会者的每一句话都写下来，经常被上司提醒"只写要点"，但她并不知道哪些话才是要点，对此她感到十分困惑。这和第 116 页的 O 女士"不能分清主次"一样，都是因为 ASD 人士的**大脑特性，即"赋予所有的事情相同的权重"**。那些周围的人可以轻易分辨的不重要的信息，F 女士和 O 女士可能就无法分辨它们的重要性。

顺便一提，据说有发育障碍倾向的画家山下清在作画时，总是能够将旅途中看到的风景像扫描仪一样完美地重现出来。有些 **ASD 人士的记忆力惊人，能将看到的风景完整地记住**，山下清先生可能就是这一类型的人吧。

赋予所有的事情相同的权重

周围人的角度

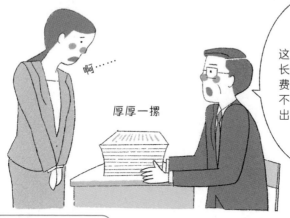

啊……

厚厚一摞

这个会议记录太长了。看起来浪费时间。为什么不能把要点归纳出来呢？

本人的角度

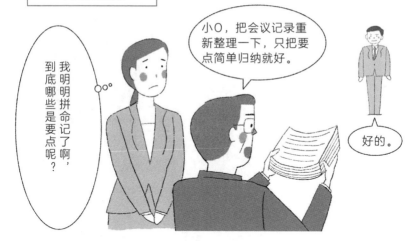

小O，把会议记录重新整理一下，只把要点简单归纳就好。

我明明拼命记了啊，到底哪些是要点呢？

好的。

我从没想过要偷懒的啊

在公司被要求写会议记录的时候，我总是不能在规定的时间内完成。花了好几天加班完成的会议记录却因为"太长了，没有要点"而被否定，最后还是请同事帮忙完善的。我明明一直都工作得非常努力，却总是得不到周围人的认可，好伤心啊！　　　　　　　（F女士，28岁）

适合的工作可以将特性转化为能力。
身边的人一起帮帮他们吧!

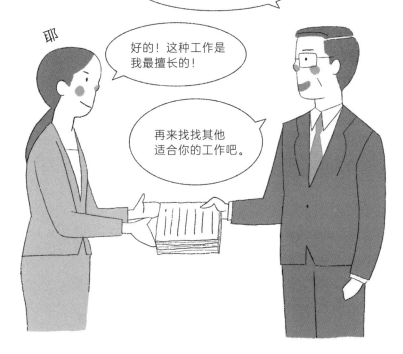

要点

· 和他人在同一环境工作时他们容易得到负面评价。

· 他们可能也没发现自己适合什么工作。

● 身边的人一起帮帮他们吧!

122

ASD 人士倾向于赋予所有的事情相同的权重，这是他们大脑的特性，并不是其他人帮忙或者指导就可以改善的。身边的人有**必要根据这种倾向理解 ASD 人士，从而分配给他们适合的工作。**

举个例子，F 女士可能会擅长校对产品手册或者合同这样的工作。典型发育人士或许会被文字的内容吸引，或者先入为主忽视不重要的地方，但是 F 女士可以一视同仁地检查每一个字。

当然，**表现及程度不同，他们能做到的事情也有所不同，**要根据每个人的特征找到他们各自真正擅长的工作并不那么容易，但是请务必设身处地地为他们着想，帮助他们找到适合的工作。

如果你认为
这就是自己

生存小窍门

我每天都在加班，为什么其他人的工作效率那么高呢？

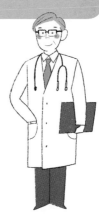

回顾一下自己是怎么工作的吧

ASD 人士往往被不那么重要的工作占用了大量时间。例如，在制作公司内部文件的时候，因烦恼字体、字号等格式问题，重做了好几遍。回顾一下自己在工作中是否在一些不重要的地方花了时间吧。另外，在工作结束之后，大声地对自己说："好的，剩下的明天做！"以此切换自己的模式吧。发出声音来是诀窍啊！

24

害怕情况有变化，无法灵活应对

· · · · · · · · · · · · · · · · ·

　　一般认为，ASD 人士会感觉时间一直在不断重复，也就是说"今天和昨天一样，一年后乃至十年后都和今天一样"。

　　有 ASD 的 H 女士（30 岁）接到了公司的升职调动通知，尽管升职是一件好事情，但她感到非常烦恼。她知道自己没法灵活应对预想之外的状况，因此一直都尽量避免发生变化。有的 ASD 人士每天通勤时会选择走与之前一样的路，就像火车按固定轨道行驶一样。他们若是偶然遇到了因修路等不得不绕路的状况，马上就会变得很暴躁。

　　这种对时间的重复感觉属于第 6 页介绍的"同一性的保持"的一种，不少 ASD 人士无法像典型发育人士那样应对变化或者预先判断情况。如果突然发生什么状况的话，他们甚至会感觉到恐怖，僵在原地不知如何是好。

> 对"同一性的保持"
> 使他们感觉时间一直在重复

周围人的角度

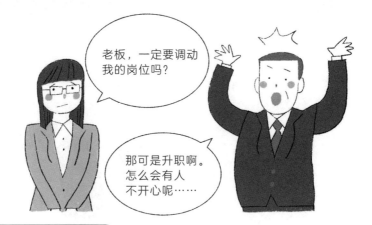

本人的角度

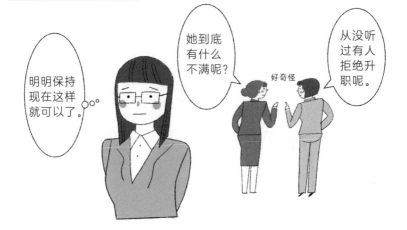

我以为现在的工作可以一直做下去的

　　我已经走进职场 7 年了，一直在一个部门工作。最近每天的工作几乎都按照计划进行，我十分满意。但是几天前，领导对我说"希望你担任新部门的主任"，我马上就慌了起来，明明保持现在这样就可以了……

（H 女士，30 岁）

理解ASD人士对时间的特殊感觉，
根据他们的特征安排稳定的工作。

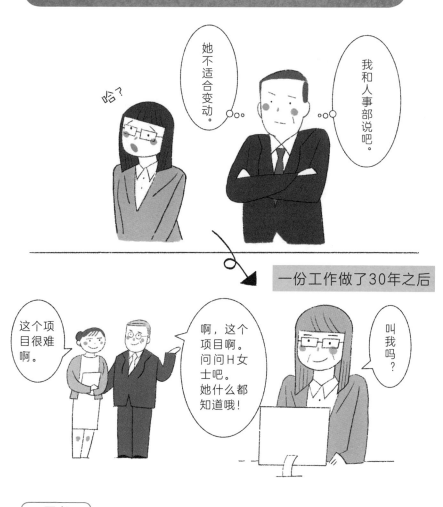

一份工作做了30年之后

要点

·与典型发育人士对时间的感觉完全不同。

·认为变化是令人恐惧的事。

●让他们在一个领域成为专家。

请想象一下"一直生活在重复的时间里"吧。**只有相信无论是 1 年还是 10 年都保持和现在这个瞬间相同的感觉，ASD 人士才能安心地生活**。由于 ASD 人士具有这样的特征，他们喜欢并擅长按部就班的工作。在那种工作中，他们的心情很稳定，无论几个小时都能一直集中精力地做下去。

周围的人应当理解 ASD 人士这种特殊的感觉，尽量使他们在不发生变化的环境中工作。他们一直从事一份工作，储备了相关领域的大量专业知识和技能，因此也有人变成了专家或者"活字典"。很多时候，正因为他们是 ASD 人士，才拥有这种潜质。

如果你认为
这就是自己

生存小窍门

在不断挑战新事物的公司里，无法跟上变化

不要强行迎合，去改变环境吧

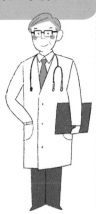

如果你现在正因无法跟上周围人的速度而感到痛苦，那就根据自己的需要展示特质，试试向公司要求换到一个稳定的环境吧。你一直忍受痛苦强行迎合环境的话，最终会给身心带来不好的影响。也有很多不是 ASD 人士的人，他们同样不适应变化。重要的是，选择适合自己的环境。

差不多该结束了吧？

会搞坏身体的。

25

一旦着迷就会忘我，
无法好好生活

· · · · · · · · · · · · · · · · · · · ·

ASD 人士具有一种显著的倾向，即他们一旦找到喜欢的东西就会沉迷其中，完全不在意其他东西。

有 ASD 的小 J（男孩，18 岁）沉迷于网络游戏，每天废寝忘食地打游戏。他逐渐进入并处在一种伴有睡眠障碍的**"过度集中"状态**。他的家人很担心他，但是他似乎根本不在意自己的未来。

小 J 只有在玩游戏的时候才能感觉到"自己活着"。他选择到时间比较自由的便利店打工也是为了方便玩游戏。**如果是典型发育人士，无论他们对一件事多么沉迷，也很难像小 J 这样。他们会想"不要耽误明天的事"或者"还是要好好吃饭"，但是小 J 只能看到当下的瞬间。**看病时，哪怕医生告诉他"至少晚上不要玩游戏，好好睡觉吧"，他也不听，反而回答说："游戏是我人生中最重要的事情，只有这个我不能放弃。"

> "过度集中"，
> 以至于忘记了吃饭、睡觉等基本的事情

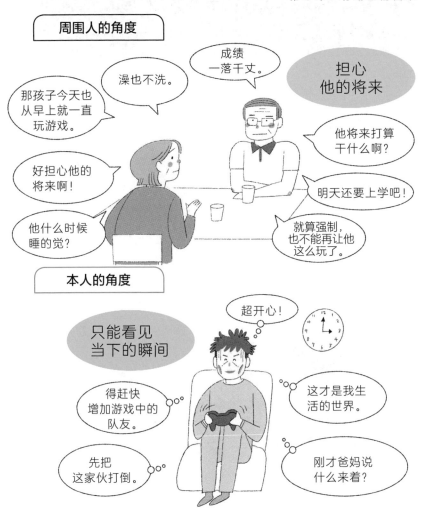

周围人的角度

成绩一落千丈。

澡也不洗。

担心他的将来

那孩子今天也从早上就一直玩游戏。

他将来打算干什么啊？

好担心他的将来啊！

明天还要上学吧！

他什么时候睡的觉？

就算强制，也不能再让他这么玩了。

本人的角度

只能看见当下的瞬间

超开心！

这才是我生活的世界。

得赶快增加游戏中的队友。

先把这家伙打倒。

刚才爸妈说什么来着？

游戏是我人生的救赎，是最优先的事，不能让步

　　我一直感觉人生很艰难，但玩上游戏之后我的人生改变了。在游戏中登场并取得胜利的时候，我真的感觉到了活着的喜悦。因为游戏是最优先的事，所以就算减少睡觉时间我也可以接受。从今往后我也打算以游戏为重心活下去，不过会做一些基本的工作。（男孩小 J，18 岁）

129

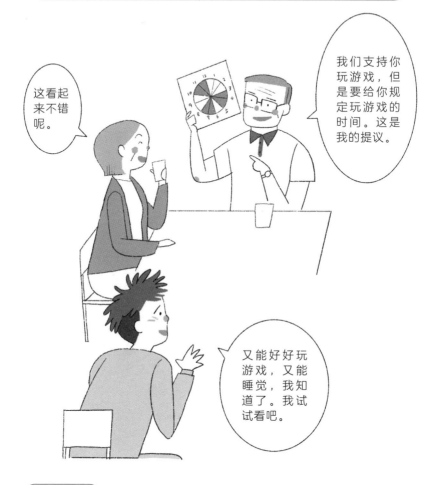

当ASD人士着迷于某事的时候，先向他们表示支持，再寻找可以妥协的点吧。

这看起来不错呢。

我们支持你玩游戏，但是要给你规定玩游戏的时间。这是我的提议。

又能好好玩游戏，又能睡觉，我知道了。我试试看吧。

要点

·让ASD人士着迷的某事是他们活着的快乐、人生的重心。

·周围人强行反对的话，会让他们抗拒。

●结合他本人的想法提出建议，表现出支持的态度吧！

着迷于某事也意味着他们可能会在那个领域成为专家。不过，如果这件事给生活带来麻烦了，就有必要采取应对策略了。

强行让他们不做可能会使他们产生抗拒心理，那就等他们冷静下来再好好说吧。**一开始不要否定，而是表现出支持的态度。**在此基础之上，**一起思考怎么让他们一边维持日常生活，一边和自己喜欢的东西相处。**重要的是，不要单方面提出建议，而要结合 ASD 人士本人的意见。

你也可以请第三方帮忙。在小 J 的例子里，父母可以请与他一起玩游戏的朋友或有名望的人对他说"自己要控制游戏时间"，这样他更有可能听进去。

如果你认为
这就是自己

生存小窍门

远程办公让人失去了对时间的感知，
直到早上都一直在工作

设置让人强行回到现实的程序吧

远程办公的环境噪声较小，它可以让人集中注意力，却会让人忘记时间。你可以使用手机闹钟，也可以设置定时程序，如时间一到就自动打开电视或播放音乐，这样能够强行把人拉回现实。从晚上一直工作到第二天早晨，虽然看起来进展顺利，但实际上头脑已经不工作了，效率反而会下降。请在最佳状态时一直集中注意力吧。

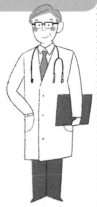

第3节

不了解什么是
习以为常的事，
无法正常生活

众所周知，发育障碍人士经常迟到。这毫无疑问是他们的大脑特性导致的，例如，许多人都有因睡眠障碍而睡过头、注意力不集中、准备时不知道先做什么等问题。

此外，房间和书桌总是收拾不干净，物品摆放总是很杂乱，这些现象也是由注意力不集中或冲动的特征引起的。

无法洗澡、不能乘公交车或地铁等问题多见于感觉反应过度的 ASD 人士。

以上这些典型发育人士习以为常、每天都在做的事情，发育障碍人士却想做也做不成，其背后大多都有他们自己的原因，是大脑的特性导致他们即使努力也无法完成这些事。

其中大部分问题我们都可以采用一些方法帮他们解决。针对具体的问题，我们及早采取具体的方法应对吧。

这种行动力也是我们和发育障碍人士愉快相处的秘诀。

赶紧起来吧!

早点儿睡!

26

早上总起不来,
晚上总睡不着

• • • • • • • • • • • • •

发育障碍人士经常伴有睡眠障碍,40%~60% 的发育障碍人士都有这个问题。有 ADHD 的 M 先生(21 岁)就是其中之一。每天早上他都起不来,就算起床了也经常一直发呆到中午。

发育障碍人士往往都是夜猫子。他们在夜里精力旺盛,不眠不休地做各种各样的事,但是到了早上往往干劲全无。M 先生经常每晚都熬夜玩游戏或刷社交网站。

睡眠问题在 ADHD 儿童身上也能见到。小 K(女孩,8 岁)总是晚上睡不着,白天犯困。睡眠障碍会导致孩子出现无法上学或者上课打瞌睡等问题。周围的人很容易简单地认为"早点儿睡不就好了",但这个问题没有这么容易解决,它是由多动、过度集中、感觉反应过度等因素导致的压力大和生活习惯不规律而引起的。此外,还有一种说法是,他们的睡眠问题是脑功能异常引起的。

多动、过度集中、感觉反应过度等因素导致他们
压力大、生活习惯不规律,从而出现睡眠问题

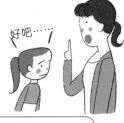

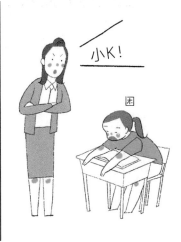

周围人的角度

> 今天早点儿上床，
> 就能睡着了。

好吧……

小K！

困

本人的角度

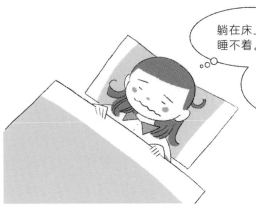

> 躺在床上完全
> 睡不着。
>
> 为什么大家晚上都
> 能好好睡觉啊……
> 啊，好想玩！

才小学二年级就每天熬夜，早上总是起不来

　　我家孩子上小学二年级，每天早上都起不来。我大声喊她起床，她也一直不动，这让我很恼火。相反，到了晚上她就不愿意睡觉。结果，她在学校一直犯困，老师把我叫到了学校。我也很担心她会不会因此在学业上落后。　　　　　　　　　　　　　（8岁女孩小K的妈妈）

> 最容易采取的对策是改善生活习惯，
> 鼓励他们调整晚上的生活节律。

首先是改善生活习惯

运动习惯　　　　　规律饮食　　　　　早睡早起

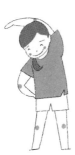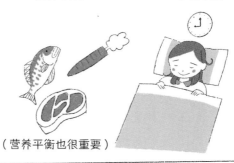

（营养平衡也很重要）

没有改善的话可以寻求专业人士的帮助

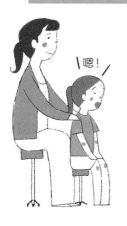

嗯！

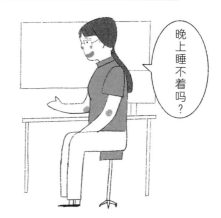

晚上睡不着吗？

要点

・无论是大人还是孩子，首先要改变他们的生活习惯。

・也可以考虑寻求第三方机构的帮助。

●程度越重的发育障碍人士，越需要优质的睡眠。

发育障碍人士的睡眠障碍，多数是由其大脑特性导致的生活习惯不规律而引起的，这是一种继发障碍。因此，无论是大人还是孩子，我都提议他们首先改变自己的生活习惯。通过**早睡早起、规律饮食和适当运动等方法调整生活节律，通过调节照明改变寝室环境，保持睡眠的仪式感，等等，这些都可以改善睡眠的质量。**

如果用了上述方法，依然入睡困难，成人的话可以去睡眠障碍专科门诊寻求帮助。孩子的话，可以由家长带着孩子去保健中心或者儿科进行咨询。绝对不能轻视睡眠障碍。**睡眠不足导致的神经紊乱会加重发育障碍的程度，也会使睡眠障碍陷入恶性循环。**程度越重的发育障碍人士，越需要优质的睡眠。

如果你认为
这就是自己

生存小窍门

我也是"夜猫子"，觉得自己有睡眠障碍，但是自由的时间只有晚上有

尝试开始"晨间娱乐"吧

对于着迷于游戏、社交媒体、漫画和视频网站的人，我建议他们不要在晚上进行这些活动。很多人把玩游戏或者看漫画的时间调整到早上之后，睡眠障碍马上就消失了。早晨起床后拉开窗帘，让自己充分沐浴阳光也是改善生活节律的好方法。光线进入眼中会重置夜间的节律，抑制让身体进入休息状态的褪黑素的分泌。

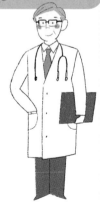

27

挑食严重，只能吃少数固定的东西

· · · · · · · · · · · · · · ·

ASD 人士经常有着强烈的挑食倾向。

有 ASD 的小 I（女孩，15 岁）就是这样。她能吃的食物一只手就能数清，家人每天都很辛苦地思考菜单。她所就读的中学虽然提供午餐，但是她得到了学校的许可，可以自己带便当。

这种极端挑食的原因被认为是"感觉反应过度"，是 ASD 人士的特征之一。ASD 人士常有味觉、嗅觉、视觉、触觉中的某一种或多种感觉反应过度，**他们感觉到的刺激可能比典型发育人士感觉到的大几倍。**有极端挑食倾向的人感受到的辣味、苦味和酸味等都异常强烈，但也有人感觉迟钝，不容易感觉到这些味道。很多时候，他们会感觉食物的口感和温度令人不快，难以接受。在这些经验之下，他们变得只能接受少数食物，因为只有那些食物可以让他们安心咽下。**这就是他们挑食的真相。**

> 由于感觉反应过度，很多食物令他们不快

周围人的角度

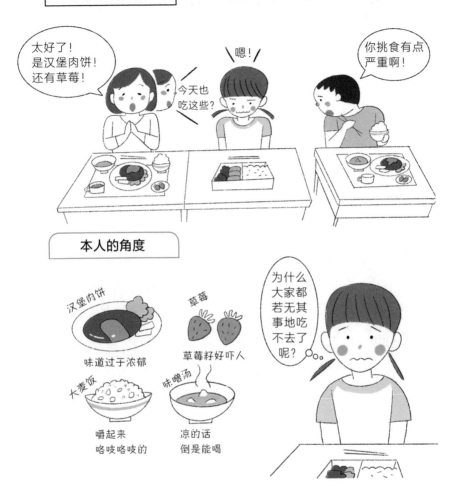

本人的角度

汉堡肉饼
味道过于浓郁

草莓
草莓籽好吓人

大麦饭
嚼起来咯吱咯吱的

味噌汤
凉的话倒是能喝

为什么大家都若无其事地吃不去了呢？

为什么大家都若无其事地吃下去了呢？

咖喱和肉酱的味道又浓又怪，我不喜欢。肉会塞牙，我不喜欢。油炸食物有些扎嘴，我也不喜欢。我喜欢的食物只有白鱼肉、土豆和白米饭。为什么大家都能若无其事地吃下各种各样的食物呢？

（女孩小I，15岁）

要注意营养均衡，但也不要强行让他们吃，
等他们能吃的时候再慢慢增加品种吧！

讨厌食物的清单

· 炸物……面衣扎嘴
· 咖喱……味道过于浓郁咽不下去
· 肉……嚼起来口感不好
· 烤鱼……样子很可怕

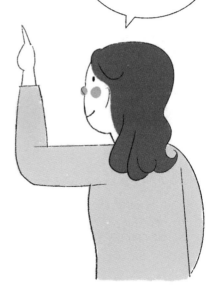

我不会生气的，
把讨厌的理由都
告诉我吧！

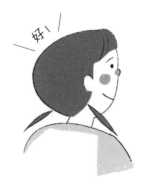

好！

要点

·不是因为任性而挑食。

·了解让他们感觉不快的食物的特点。

●能包容和帮助他们的只有家人！

正在长身体的孩子却一个劲地挑食，家人当然会担心了。有时家长也想说"不要任性了，快给我吃"，但是**强行让孩子吃的话，往往会使他们不吃的食物种类又增加了。**

首先问清楚那些他们不吃的东西到底是哪里不好，然后整理成清单吧。了解是哪些具体刺激令他们不快，比如"辣一点的""口感脆脆的"，这样就容易找到他们喜欢吃的东西了。

希望家人能理解，他们绝对不是因为任性而挑食的，请一边包容他们，一边帮助他们增加能吃的食物吧。

如果你认为
这就是自己

生存小窍门

为什么明明不讨厌草莓的味道，
可是看见了就不舒服呢？

或许是视觉上的感觉反应过度

由感觉反应过度导致的挑食，不仅仅局限于味道和口感（也可能是手感）。或许，你是因为看到了草莓的鲜红颜色和表面凹凸不平的样子而感到的心情不快呢？这是由视觉导致的感觉反应过度。你如果喜欢草莓的味道，就先捣碎它，或者闭上眼睛把它放到嘴里。把讨厌的因素隐藏起来也是一种方法。

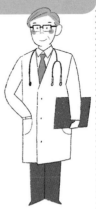

28

对声音过于敏感，害怕地铁的声音而不敢乘坐

在发育障碍人士中，有的人不喜欢乘坐地铁。原因有很多种，ASD 人士是因为感觉反应过度。**感觉反应过度是一种症状，指对听觉、触觉、视觉、嗅觉、味觉中的某一种或多种感觉过于敏感。感觉反应过度的人对普通人不会在意的刺激也会产生强烈的反应，感到压力很大。**有 ASD 的小 N（女孩，11 岁）有听觉反应过度的表现，她害怕地铁行驶中出现的呼啸声而无法乘坐地铁。同样有 ASD 的小 A（男孩，18 岁）也有听觉反应过度的表现，他能听到别人听不见的荧光灯的电流声。其他感觉反应过度的情况还有很多，有的人因触觉反应过度不能和旁边的人有肢体接触，因而乘坐不了拥挤的公交车；有的人因视觉反应过度对光线产生过度反应；有的人则因嗅觉和味觉反应过度接受不了某种特定的气味或味道的刺激。反过来，也有人对这些刺激的反应过于迟钝。由此可见，**发育障碍人士与典型发育人士在用不一样的五感生活。**

与典型发育人士不一样的五感

周围人的角度

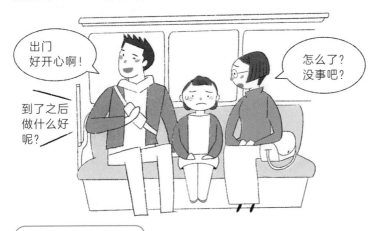

本人的角度

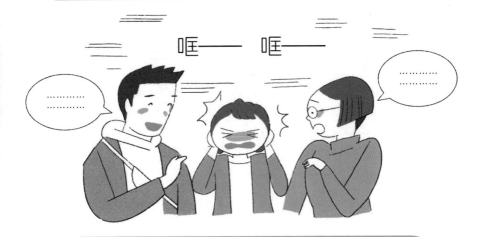

最讨厌坐地铁了，还讨厌一堆其他的场景

地铁的声音很大，我一点儿也不想坐。上学的路上听到的卡车的声音也让我觉得很恐怖。课间休息的时候，我只要在教室里面，就会听到大家吵闹的声音，也感到很难受。就算是在家里，我也会时不时因为哥哥看电视的声音而和他吵起来。　　　　　　　　　（女孩小N，11岁）

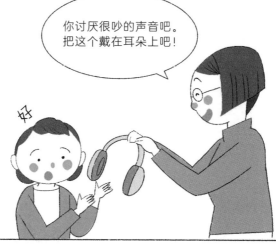

不要强行让他们习惯刺激，
利用工具，阻断压力的源头。

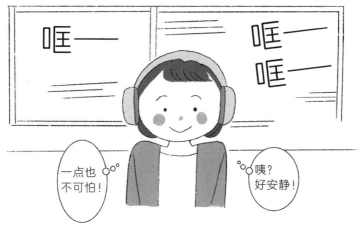

· 强行让他们习惯刺激会产生反效果。

· 就算说了"并不可怕"，他们也还是会害怕。

● 不要着急，有时问题会在他们的成长过程中逐渐得到缓解。

144

当发育障碍人士有感觉反应过度的表现时，如果强行让他们习惯刺激，反而会产生反效果使他们更加恐惧。**就算对他们说"并不可怕"或者"没关系"，他们也听不进去。**

如果孩子因为听觉反应过度而无法乘坐地铁，**家长可以让他们佩戴过滤环境噪声的降噪耳机或头戴式耳罩**。只要找到合适的工具，他们或许就可以轻松地乘坐地铁了。当然，也可以选择不让他们乘坐地铁。另外，**由于他们会对突然的刺激感到恐慌，家人也有必要事先告知他们"地铁快到站的时候会发出'哐'的声音"**，让他们做好心理准备。

有时，这些问题会在他们的成长过程中逐渐得到缓解，因此，在与他们相处的时候请不要着急。

如果你认为
这就是自己
生存小窍门

乘坐地铁的时候虽然可以接受噪声，但会感到焦虑，甚至喘不过气

有人因为焦虑而无法乘坐地铁

也有人因广场恐惧症这种焦虑障碍而无法乘坐地铁，这与发育障碍是不同的。因为害怕无法逃离的地方，很多人虽然能乘坐逢站必停的慢车，但乘坐不了中间站不停靠的快车。焦虑障碍也是一种很难依靠自身努力解决的精神障碍。与他人一起出行的时候，请坦诚地告诉他们自己因为焦虑障碍而乘坐不了快车吧！

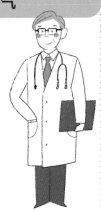

又迟到了！

倒是早点儿出门啊！

29

明明想着不能迟到，
却为什么每次都迟到呢？

··

　　迟到是发育障碍人士常见的特征，可以说已经成为他们的代名词，但他们迟到并不是因为不在意时间。明明努力提前了，但为什么每次都迟到呢？**最主要的原因是大脑的特性会导致他们预估时间的能力较弱。**

　　有 ADHD 的 W 小姐（21 岁），在重要的求职面试中迟到了。因为她预估"化妆要 15 分钟""换衣服要 10 分钟"，但实际各花了 30 分钟。她还总是在准备的过程中忘记时间，直到快出门了才着急起来，或者因为不知道准备事项的优先级而陷入混乱。**迟到的其他理由还有很多，如因为粗心而搞错时间地点，因为注意力不集中而在路上被其他事物吸引，等等。ASD 人士的问题是，他们如果在出发前正在做别的事情，往往难以转换模式做出门的准备。**另外，他们如果在准备过程中或者在路上发生了预想之外的事情，往往也无法灵活应对以至于迟到。

> 他们迟到最主要的原因是
> 预估时间的能力较弱

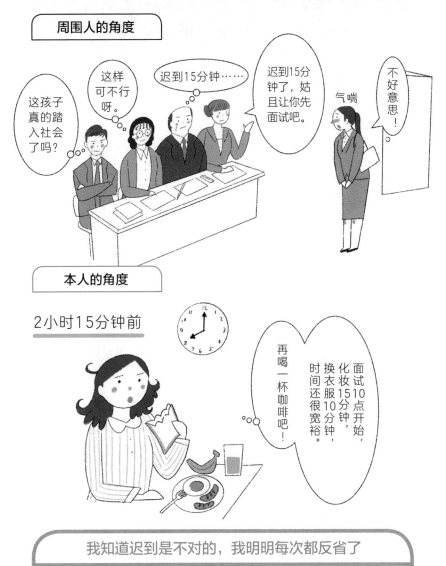

我知道迟到是不对的，我明明每次都反省了

　　以前我就经常迟到，还在重要的求职面试中迟到过。我计划着要早点儿准备，可注意到时间的时候已经过了预计出发的时间。明明已经计划过了……我也知道迟到是不对的，我每次都很沮丧，也想有所改变。

（W 小姐，21 岁）

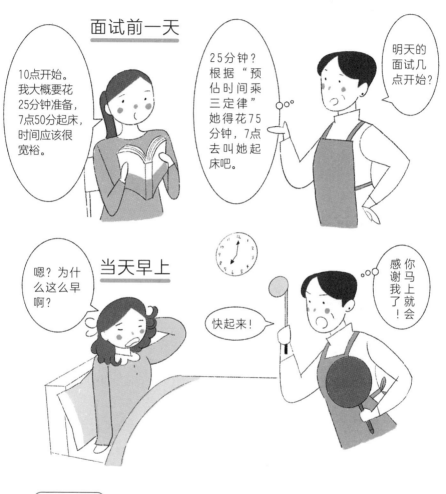

将约定时间提前是防止他们迟到最简单也最有效果的方法。比如，告知他们的见面时间比实际见面时间早 15 分钟，提前 1 天让他们提交材料，等等。

另外一种有效的方法是由别人督促他们做准备，**以他们自己预估时间的 3 倍为基准**。我把这称为**"预估时间乘三定律"**。

他们如果在出发之前发生了其他事情，就容易搞不清应该先做什么事情。因此，可以提前 1 小时让他们确认需要的资料，这样可以避免他们在出发时过于匆忙。他们这种迟到的习惯是大脑的特性引起的，并不能轻易地得到改善。因此，**最好的办法就是根据他们的特性采取相应的对策**。

如果你认为
这就是自己

生存小窍门

自己也因为迟到感到很烦恼，有什么方法应对吗？

可视化自己花在每天都要做的事上的时间

试着记录自己每天花在刷牙、换衣服、化妆等上面的时间吧。之后，按照"化妆15分钟"这样的记录方式列成清单，贴在自己能看见的地方。不要单单想着早点儿准备，而要通过列成清单可视化自己所花的时间，这样可以正确地推算出所需要的时间。这种方法在工作中也很有效，请务必试一试。

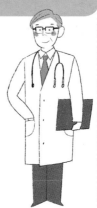

30

不愿意洗澡的孩子，
到底在讨厌什么呢？

在有发育障碍的孩子中，有些孩子不愿意洗澡。原因有很多，其中最主要的是感觉反应过度，特别是触觉反应过度，在第138页已经介绍过。**普通人一般不会觉得淋浴不舒服，有 ASD 的小 Y（男孩，5 岁）却感觉水淋在身上十分刺痛而不喜欢洗澡**。还有些孩子非常讨厌热水碰到脸上和耳朵上的感觉。我们觉得洗澡是"非常舒服的事情"，但对他们来说只有痛苦。这正是所谓他们"眼中的世界"（感觉的世界）与我们的不一样。

有 ASD 的小 C（女孩，7 岁）非常固执，**如果她喜欢的肥皂或洗发水用完了，她就会陷入惊恐状态**，最后往往会以"今天就不洗了"收场。

ADHD 人士不单单讨厌洗澡，**还讨厌每天在同样的时间做同样的事情**，他们甚至觉得每天洗脸刷牙都是麻烦的事情。

> 洗澡只会让人感觉痛苦，
> 有时也不知道为什么要洗

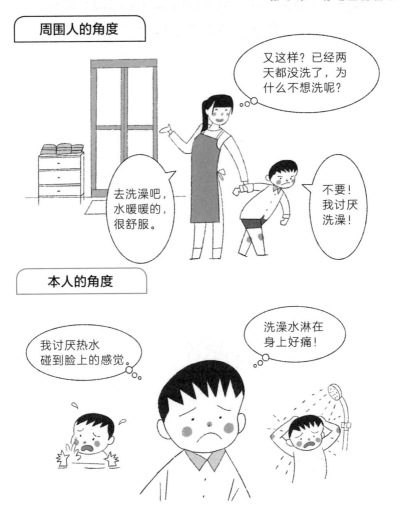

周围人的角度

又这样？已经两天都没洗了，为什么不想洗呢？

去洗澡吧，水暖暖的，很舒服。

不要！我讨厌洗澡！

本人的角度

我讨厌热水碰到脸上的感觉。

洗澡水淋在身上好痛！

就算不是淋浴，也讨厌洗澡

　　我家的孩子每次淋浴的时候都说"好像在被鞭子抽"，似乎非常疼的样子。不过，如果舀桶里的热水浇在他身上就没关系，所以我尽量不用花洒。尽管如此他还是讨厌洗澡，每天让他洗澡是一件辛苦的事情。

（5岁男孩小Y的妈妈）

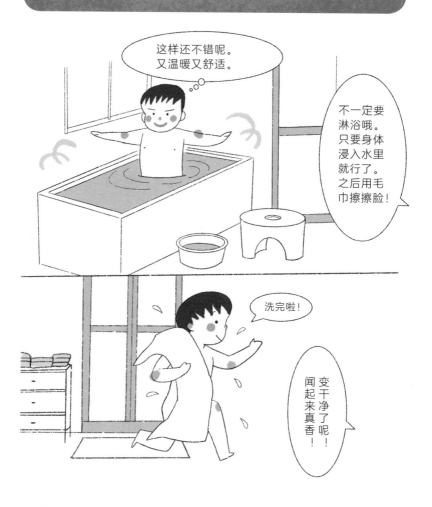

要点

· 不要强行要求他们每天都洗澡。

· 用他们感觉舒服的方式鼓励他们，比如夸奖。

● 向他们传达洗澡的意义和乐趣。

如果他们讨厌淋浴，就使用浴缸或浴盆，让他们逐渐适应洗澡。**比起每天都强行让他们洗澡，先隔一天洗一次，每次洗的时候都要夸奖他们**，"变干净了呢，闻起来香香的"。另外，家长还**可以找一些他们喜欢的工具**，比如花洒罩，柔软质地的纱布巾和海绵，气味好闻的洗发水和肥皂，等等，**让他们尽量可以舒服地入浴**。在浴缸里放玩具也是个好方法。

洗澡是对周围人的一种礼貌。有时候发育障碍人士并不能意识到这一点，**因此要向他们清楚地说明洗澡的意义，**可以说："不洗澡的话就会变脏发臭，会让周围的人心情不好哟！"

如果你认为这就是自己　生存小窍门

从小就讨厌洗澡，有时甚至一周都不洗

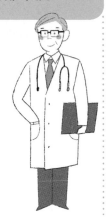

洗澡有诸多好处，请一定要克服"怕麻烦"

请试着讲出自己不喜欢洗澡的理由吧。对多数人来说，最大的理由一定是"很麻烦"吧。但是不管对谁而言，洗澡都有诸多好处，试着找出办法克服"怕麻烦"，让洗澡变得有趣吧！例如，洗澡时可以用防水音响听音乐，边泡澡边读书。现在还有很多入浴专用的产品，为了克服自己讨厌洗澡的毛病，请一定要试一试。

啊，好脏的房间！

稍微整理一下吧！

31

既不收拾干净，又不扔垃圾，住在脏房间里的人究竟怎么回事？

　　有 ADHD 的 J 小姐（23 岁）非常不擅长整理。她的办公桌上堆满了东西，她每天都在不停地找东西。有时被提醒了，她也会整理一下办公桌，但没过多久就又乱了。她说自己住的地方也是一样的情况。ADHD 人士常见的特征就是不擅长整理。因为他们的注意力不集中，很容易拿完东西又被其他东西吸引，从而忘记把东西放回去，有时候在整理的过程中还会不禁读起资料和杂志，或者因为空间感知能力弱而无法有效利用空间。如果他们同时有 ASD，还会分不清主次，难以判断东西该不该扔掉，东西渐渐就堆成一堆。他们还会因为冲动不断买感兴趣的东西。这些都会导致他们的空间越来越乱。周围的人可能以为这样对 ADHD 人士来说还挺舒服的，但 ADHD 人士并不觉得舒服。对于容易分心的他们来说，整洁的空间才会让他们感觉舒服。

冲动、粗心，排不出优先级

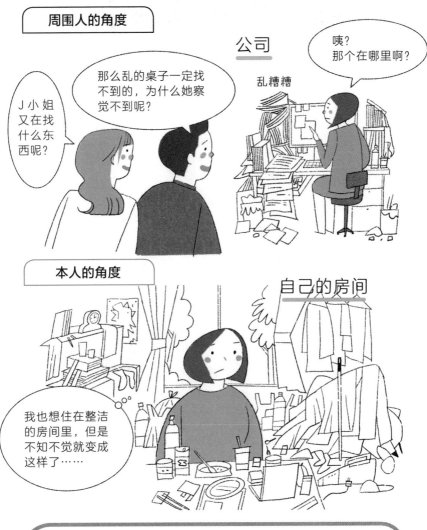

自己也想整理干净，但怎么也做不到

去过我房间的人基本上都会说"还是整理一下比较好"，但我并不是觉得乱比较好。我平时经常想着"今天一定着手整理"，但怎么也整理不好！我不知道为什么会这样，希望有谁能帮帮我！

（J小姐，23岁）

155

就算他们想整理也不知道怎么开始，
周围的人教教他们整理的方法吧！

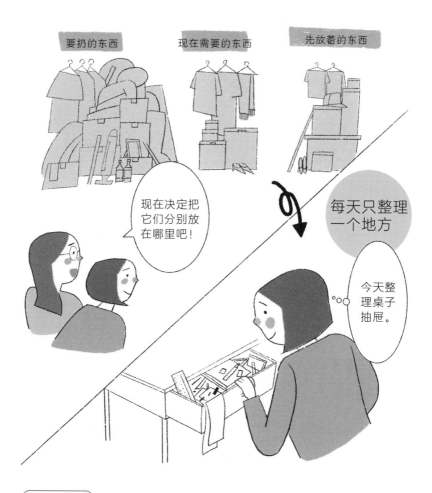

要扔的东西

现在需要的东西

先放着的东西

现在决定把它们分别放在哪里吧！

每天只整理一个地方

今天整理桌子抽屉。

要点

·同时考虑如何分类，以及哪些东西是要扔的。

·分区域整理，一天只整理一处，养成习惯。

●重要的是保持整理好的状态。

对 ADHD 人士来说，只对他们说"赶紧整理好"是不够的。**因为他们的注意力不集中，他们往往不知道从哪里开始整理。**

首先，把需要整理的东西都归置到一个地方；然后，**粗略地分为"现在需要的东西"和"先放着的东西"，再决定把它们各自放在哪里**，以什么方式分类都可以；最后，明显不需要的东西（应该有很多！）一定要扔掉。

最重要的是整理之后的保持。决定好物品放置的场所和所持数量之后，就可以避免物品的增加了。还可以**将整理的空间分成桌子、抽屉、架子等区域，督促他们一天一定要整理一个地方，养成习惯。**这种方法对大人、孩子都很管用。

如果你认为
这就是自己

生存小窍门

虽然别人都说很乱，但对我而言这样最舒服

ASD人士有自己独特的规则

对于东西放得杂乱无章，ASD 人士有自己的理由，如"拿取方便"。另外，ASD 人士的特征之一是收集东西，周围的人可能无法理解，但他们收集的东西对他们而言有特殊的意义。因此，只要他们自己感到舒适，就并不一定要整理干净。不过，在公司或学校等公共区域，还是要保持最低程度的整洁啊。

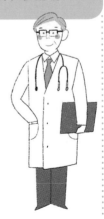

32

在意周围的声音，
连对话和工作都无法集中

　　在第 142 页我们介绍过听觉反应过度，有的听觉反应过度的
人会表现为"周围的声音听起来都一样大"。听说过"鸡尾酒会
效应"（cocktail party effect）吗？典型发育人士可以屏蔽杂音，
在嘈杂的地方也可以与人对话，在噪声环境中依然可以集中注意
力工作。但是，**对听觉反应过度的人来说**，他们的这种能力就很弱，
**他们听到的声音都是一样大小的，因此无法集中注意力对话或者
工作。**

　　被调到运营部门的 ASD 人士、公司职员 K 先生（28 岁）就
是这样。如果有人在人群中向他搭话，他就听不清对方说了什么。
原因是**他听到的说话声和周围的环境音听起来一样大**。因此，前
几天有客人投诉"向他问询却不回应"。另外，K 先生也有视觉
反应过度的表现，他说一旦有很多人在走动，他就会到处乱看，
弄得自己十分疲惫。

所有声音听起来都一样大

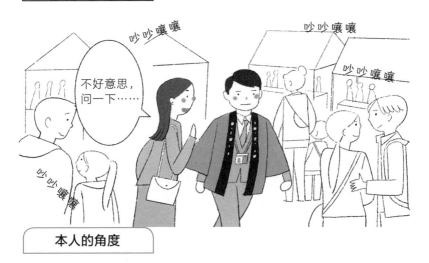

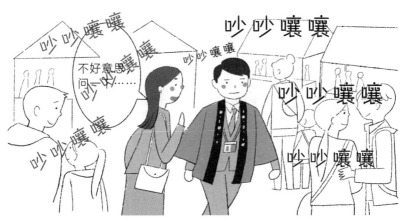

在嘈杂的地方没办法对话和工作

　　就算拼命集中注意力，我也听不清对方的话。在工作的时候，一旦人多起来，我就会被说话声和电话声吸引而无法集中注意力。我在饭店等嘈杂的地方和人聊天也很痛苦，所以经常拒绝聚餐邀请，其实我并不想拒绝。

（K先生，28岁）

嘈杂的环境只会让他们感觉痛苦，
请让他们待在能集中注意力的安静环境中吧！

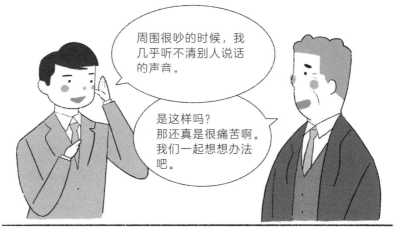

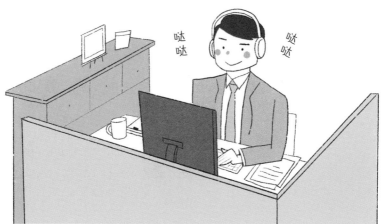

· 对刺激的反应过于敏感。

· 比典型发育人士更容易疲劳。

● 关心他们的工作环境是周围人的职责。

请想象一个所有声音听起来都一样大的世界。**感觉反应过度的人会对各种刺激不断做出反应，因此非常容易疲倦。我们有必要理解他们，关心他们的感受。**

在职场上，我们可以给他们安排在尽可能安静的工位，或者让他们参与参会人数较少的会议或线上会议。另外，**创设刺激较少的办公环境也是一个好办法，**让他们在桌子上设置隔板以此阻断周围的视觉和听觉信息，或者允许他们佩戴降噪耳机。不在桌上放电话也可以让他们集中注意力。有的人可能并不知道自己"过于敏感"的事实，我们可以通过不经意地询问他们哪里不舒服，让他们发现自己的特征。

 如果你认为 这就是自己

生存小窍门

我有ADHD，很难在人群中对话

主动争取"安静、能集中注意力的地方"

ADHD人士不擅长在嘈杂的环境中对话或工作。多数情况下他们的注意力不断被转移到各种刺激上，所以他们难以一直集中注意力。前文中提到了最近市面上有很多可以完美屏蔽周围噪声的头戴式耳机和可以达到相同效果的入耳式耳机。请一定要试一试这些代表科技进步的最新产品。

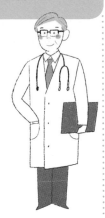

其他神经发育障碍

在各种神经发育障碍中，
有ADHD和ASD的人的数量特别多

　　神经发育障碍不仅仅有 ADHD 和 ASD，还有学习障碍、智力障碍、沟通障碍、发育性协调障碍等其他神经发育障碍。本书未提及其他障碍，专门针对 ADHD 和 ASD，是因为有这两种障碍的人数尤其多。据说，在日本，20 人中就有 1 人是 ADHD，100 人中就有 1 人是 ASD。

　　ADHD 人士和ASD 人士有着诸如"说话不合时宜"等相似的表现。但是，相似表现背后的原因有所不同，像"说话不合时宜"，ADHD 人士是由冲动引起的，ASD 人士则是由沟通障碍引起的。

　　更复杂的情况是有人同时有 ADHD 和 ASD。例如，ADHD 人士"无法冷静下来"的特征和 ASD 人士"讨厌变化，喜欢按部就班"的特征乍看之下完全相反，但是有人同时具备这两个特征。在这种"双 A"人群之外，也有人同时有发育性协调障碍、学习障碍和发展性语言障碍等。如果情况非常复杂，本人或家长就只能去医疗机构由医生判断了。如果您本人或孩子疑似有发育障碍，请根据特征的表现，考虑去精神科或儿童精神科接受诊断。

第 **4** 章

将特性转变为个性

发育障碍人士的
优势和强项

~ 发挥发育障碍的特征优势，过上积极、有意义的人生~

1

利用好"同一性的保持"这一特征，成为专家吧

ASD 人士具有很强的"同一性的保持"倾向，就算一直重复做同样的事情也不会觉得辛苦。

每天重复做相同的工作会使业务水平提高，所以应当让他们**从事要求精益求精的匠人工作**。

此外，他们还能够耐心地处理烦琐的数据，**擅长做数据分析，可以从事辅助研究的工作**。

在欧美，像微软等互联网公司也在积极雇用发育障碍人士，尝试让他们从事软件开发等能够发挥他们优势的工作。虽然现在日本倾向于强调发育障碍的问题，但欧美的风某一天一定会刮到日本的。

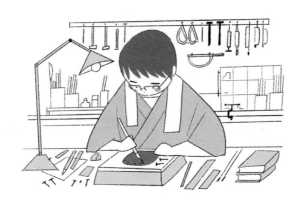

"多动、冲动"产生的行动力是
有力的武器

ADHD 人士多动、冲动，比典型发育人士更活跃，这其实可以被作为优势加以利用。

其实，在实业家和创业家中，有发育障碍倾向的人不在少数。**他们发挥自己的"多动性"，在不同的领域积极寻找新兴市场。他们还发挥自己无所畏惧的行动力，并赋予行动以胆识和想象力。**当然，公司职员也能运用这个优势。孩子也可以利用这项能力引领小伙伴，或许还会受到小伙伴的喜爱。

发现兴趣所在就能迅速跟进的这种旺盛的行动力让他们比一般人能更快地进入新的工作领域。如果他们能够好好利用这一优势，**说不定 ADHD 就会变成人们所羡慕的特性呢。**

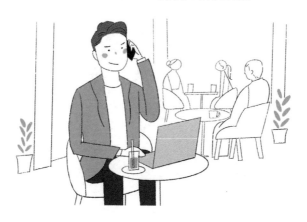

2

记忆力出众，可能会成为
强于典型发育人士的优势

虽然读一遍书就能全文背诵的人只是个别案例，但在 ASD 人士之中，很多人都有着超强的记忆力。也有人认为，这是因为他们比起听觉更在意视觉，或者因为感觉反应过度而使记忆更容易保持住。

拥有这种特征的人非常**适合阅读和整理海量的文献、资料**。例如，**在法律和医药行业中，就有他们一展身手的工作**。对特定事物的专注力也推动了他们这一优势的发挥。

不过，记忆力好，就会使他们很难忘记过去不好的回忆。反过来想，这也说明他们不会轻易忘记之前的失败，更能够吃一堑长一智。**对典型发育人士来说，这种优势是很难拥有的。**

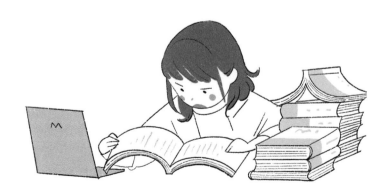

"注意力不集中"也意味着富有创造力，让它成为强有力的武器吧

ADHD 人士的特征之一是注意力不集中，换个说法就是不拘泥于一件事，不断追求新奇的事物。**拥有这种倾向的人，非常适合需要各种创意的创造性工作。**

他们注意力不集中的原因是他们在头脑中会不断浮现各种想法。他们**拥有丰富的创造力，想出原创的点子，找到不受惯例束缚的新方法。**

他们不仅可以从事创作的工作，普通的工作也常常需要他们的这种创造性。哪怕是写一份策划书，他们也可以在呈现方式上展现自己的独创性，这也许会让人觉得"这个人很有创意"而对他们刮目相看呢。

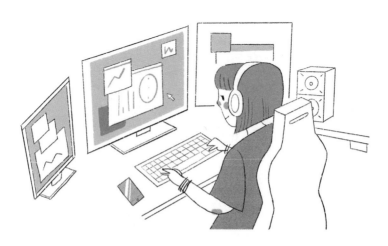

由"感觉反应过度"而产生的独特想法，可以转化为感性的艺术

拥有感觉反应过度倾向的人能够感知普通人无法觉察的细小变化和区别，这或许对其艺术方面的发展有较大帮助。

例如，**视觉反应过度的人能看到特定的光线和色彩，听觉反应过度的人能听到普通人听不到的声音，这也是一个人在艺术的世界中所必需的独创性。**

实际上，有的画家偏爱使用特殊的色彩，有的音乐家会运用特殊的声音。在留名青史的艺术家中，有不少人都被认为有发育障碍倾向。**感觉反应过度的人能看到传统意义之外的"不同的世界"，是因为他们有着不拘泥于条条框框的感性吧。**

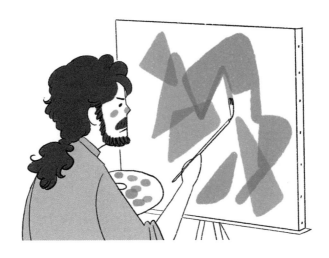

表里如一，开朗又擅于社交，
有大展身手的空间

ADHD 人士常因注意力不集中、多动等特征而引起不必要的麻烦，但同时又因为擅长社交而受人喜爱，往往能够活跃气氛。

他们心直口快的特征，有时会给人以信赖感，让人觉得表里如一、真诚。他们有时可能会不断切换话题，但在不同的情景下，也会被认为**"话多但有趣"**。另外，他们既会表现出"注意力不集中"的特征，又会在特殊情况下展现出惊人的集中力。

有许多 ADHD 人士利用这些优势，在志愿活动等方面发挥了很大作用。

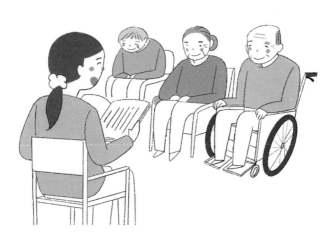

4

不容易被感情影响的理性思考，会给组织带来变革

ASD 人士具有一种倾向：他们除非在逻辑上被说服，否则不会采取行动。这也可以被认为是一种优势，也就是**"不容易被感情影响，保持理性思考"**。

在社会交往中，察言观色依然是备受重视的一点。当一个人开始猜测别人的态度，内心有"这样说的话，××先生会反对吧"这种想法的时候，就更需要有人能够通过理性思考来控制局面了。例如，管理者在有人反对也依然要下达商业改革的命令时，就需要理性思考的能力；**咨询人员在给予意见和建议时，这种理性思考的能力也很重要**。

无论是在职场还是在学校，我们都需要至少有一个这样"不会察言观色"的人存在。

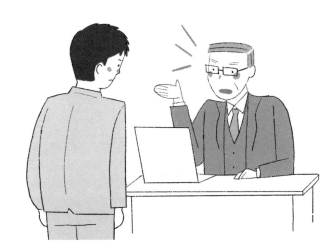

发育障碍人士的大脑特性，会让人类进步？

据说，人类的大脑中越是接近中心的部位发育得越早。其中，最接近中心部位的脑干掌管与生物生存相关的本能行动，一直都在发出"行动"的指令。外侧的边缘系统负责感情的表露，更外侧的新皮质则与认知、语言能力、学习能力等有关。

与典型发育人士的大脑相比，发育障碍人士的大脑中较早发育的脑干和边缘系统的功能较强。因此，**有一种理论认为，发育障碍人士的这些大脑特性会让人类进步**。

例如，在渔猎方面，ASD 人士具有良好的记忆力可以有效掌握猎物的行踪，这对了解何时何地可以捕捉到猎物很有用；在农业生产方面，他们具有匠人气质，可以从事农具制造工作，同时因为感觉反应过度的特征，他们也可以察觉到天气的变化。而 ADHD 人士不惧怕危险、勇于挑战的特征，也许还关乎人类所做出的种种创新呢！

他们在狭窄的特定领域中表现的出类拔萃的大脑特性，也可能成为在相关专业领域中发挥作用、使人类进步的要因之一。因此，发育障碍人士或许更应该为自己的这些特征感到自豪。

那个人也有发育障碍！

据说似鸟控股集团[①]的创始人似鸟昭雄，在70岁之后被诊断为有 ADHD。

他从小就注意力不集中，听不进去别人说的话，也不擅长整理东西，容易丢三落四。据说直到小学四年级他都不会用汉字写自己的名字。

成年之后他也吃了很多的苦，但令人印象深刻的是，他在采访中说：**"因为 ADHD，我才得以成功。"** 或许他也认为前文所说的 ADHD 特征中的行动力和创造力与他本人的成功密不可分吧。

近年来有不少名人都自称具有发育障碍的倾向，如经济评论家胜间和代、日本乐天市场[②]的创始人三木谷浩史、美国企业特斯拉汽车公司的 CEO 埃隆·马斯克（Elon Musk），等等。其中多数人认为"自己具有类似发育障碍的某种特征"，至少这意味着，**一个人就算具有发育障碍的特征或倾向，如果能够发挥自己的优势，也可以有一展身手的空间。**

我希望你能够在目前所在的领域，或者即将去往的新天地里，将你所具有的特征转化为你的优势。

---

① 编注：NITORI（ニトリ）是日本一家集家具、家居的产品设计、开发、物流运输　　与销售于一体的控股集团公司。
② 编注：日本知名的电子商务平台。

让我们去向崭新的未来！

在那里，你周围那些和你有些不同的人都可以将自己的特征转化为优势，大展身手。

发育障碍的治疗有什么方法？

ADHD人士的多动和注意力不集中，可以通过药物得到缓解

在精神科中，对发育障碍人士的治疗，不仅仅是采用心理治疗，药物治疗也并不少见。

现在被认可治疗 ADHD 的药物有四种，分别是盐酸托莫西汀（Atomoxetine）、盐酸哌甲酯（Methylphenidate）、盐酸胍法辛（Guanfacine）和二甲磺酸赖右苯丙胺（Lisdexamfetamine）。[1] 其中效果最快、在临床上最常使用的是盐酸哌甲酯。

盐酸哌甲酯是一种中枢神经兴奋剂，具有提高大脑部分功能和兴奋性的效果。服用该药物之后额叶的功能被激活，多动和注意力不集中等症状得到抑制。

二甲磺酸赖右苯丙胺目前只用在儿童身上，被认为具有和盐酸哌甲酯相同的效果。

这两种药物的效果虽然很好，但因含有兴奋剂成分，处方限制很严格，只有满足一定要求的医师才可以开具，对患者也实行登记制。

---

[1] 编注：文中所涉药的使用情况具有地域性，实际生活中读者请遵医嘱。

托莫西汀和盐酸胍法辛在脑内的作用机制虽然有所不同，但都有着缓解多动和注意力不集中等症状的效果。与前面两种药物不同的是，它们没有严格的处方限制，患者较为容易购买。

ASD领域在减轻继发障碍的痛苦方面的研究

与 ADHD 不同，目前还没有可以直接治疗 ASD 的药物。但是，针对较为常见的 ASD 继发障碍，如抑郁、攻击性行为和睡眠障碍等，有一些有效的治疗药物。通常在对症治疗中医生会给出这些药的处方。

不管怎么说，发育障碍的治疗药物并不是要服用一辈子的。儿童比成人更容易产生症状较严重的继发障碍。家长可以选择在孩子幼年时期用药物控制症状，随着神经系统的发育，症状缓解之后，再慢慢减量直至停药。当然，针对儿童用药时，医生需要根据体质、症状的严重程度和心理的痛苦程度进行判断，在尊重孩子和家长意愿的基础上给予药物治疗。成人服药后如果能够冷静下来，仔细地审视自己，逐步习得能够调整自己特征表现的行为，那么停药后他们的社会适应性得到改善的可能性是很大的。

除了本书所介绍的周围人的支持和应对策略，以及发育障碍人士本人的努力，我们也建议发育障碍人士根据本人特征的表现和痛苦程度，尝试使用药物治疗。

结 语

"为什么自己得不到理解？"

"那个人为什么是这么想的？"

即便是典型发育人士，在交流中也时常会产生这样的感受。理解彼此的意见和想法、在相互尊重的基础上建立关系不是容易的事，我相信每个人都深有体会。

"如果是这样的话，具有不同大脑特性的发育障碍群体的生活是多么困难啊！"

"通过介绍面对同一件事时他们的视角，加深我们对其特征的理解，是不是就能构建一个更加友好的社会了呢？"

这些想法就是我写这本书的初衷。

读到这里的各位读者一定能够理解了吧，发育障碍人士绝不是能力低下，也不是人品有问题。不如说，如果周围的人能够巧妙地利用发育障碍人士的特征，就能够让他们发挥出与典型发育人士一样或者更强的能力。他们可谓是潜藏着巨大的可能性。

为了达到这个目标，最为重要的是，通过周围人的理解和帮助创造一个良好的环境。具体方法我已经尽我所能地写在书中了。

之后就是让周围的人理解"发育障碍人士眼中的世界"，并用适合的方式与发育障碍人士接触，从而使双方的交流变得顺畅。这样的话，问题一定能一个一个得到解决。

对看到本书的发育障碍人士，我衷心希望你们能了解自己生活中的困难，从而得到合适的帮助，采取合适的对策，让生活中的困难逐一解决。那么我写作本书的目的就已经实现了。

但是，尤其是近年来，随着社会公众对发育障碍的认识不断提高，其弊端也逐渐出现了——人们有时会将很多问题简单地归结为发育障碍的特征。

来找我问诊的人中也有人不能接受"你并不是发育障碍"的诊断结果。此外，不少家长会因为孩子稍稍有一点奇怪的地方，就怀疑"我家孩子有发育障碍"，从而感到惴惴不安。

就像本书一直强调的那样，发育障碍是一种大脑特性。

就算是典型发育人士，他们中也有不少人具有和发育障碍特征相似的倾向。在本书介绍的案例中，"一个特征也不符合"的人反而是少数。

当然，即便一个人符合本书所介绍的所有特征，他也并不能马上被诊断为有发育障碍。

是发育障碍？
是灰色地带？
还是典型发育？

我希望大家不要只执着于这些诊断上的问题，而是将本书作为一个工具，用以解决谁都可能会有的由大脑特性引起的困难。

最后，对于在本书的写作过程中受到的东京国际大学在研究支持、人力资源、文献检索等方面的诸多帮助，我在此深表感谢。

精神科医生　岩濑利郎

北京市版权局著作权合同登记号：图字01-2023-4666号

图书在版编目（CIP）数据

来我的世界转一转 ： 漫话ASD、ADHD ／（日）岩濑利
郎著 ； 陈羽心译. -- 北京 ： 华夏出版社有限公司，
2024. 9. -- ISBN 978-7-5222-0732-2

Ⅰ．R749.99-49；R741-49

中国国家版本馆 CIP 数据核字第 2024Q66S47 号

来我的世界转一转：漫话 ASD、ADHD

作　　者	[日] 岩濑利郎	
译　　者	陈羽心	
责任编辑	张冬爽	
责任印制	顾瑞清	

出版发行　华夏出版社有限公司
经　　销　新华书店
印　　装　河北宝昌佳彩印刷有限公司
版　　次　2024 年 9 月北京第 1 版　　2024 年 9 月北京第 1 次印刷
开　　本　880×1230　1/32 开
印　　张　6.5
字　　数　110 千字
定　　价　59.00 元

华夏出版社有限公司　　地址：北京市东直门外香河园北里 4 号　　邮编：100028
　　　　　　　　　　　　　网址：www.hxph.com.cn　　电话：（010）64663331（转）
若发现本版图书有印装质量问题，请与我社营销中心联系调换。